Koch Dich
SCHLANK & FIT

Gesunde Ernährung zum Abnehmen ohne Diät

ASIEN INSPIRIERT

Anton Wu

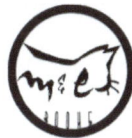

M&E Books

ISBN-10: 0994853327

ISBN-13: 978-0-9948533-2-5

INHALT

REZEPTE

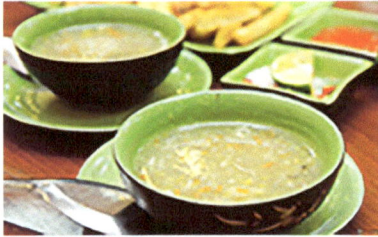
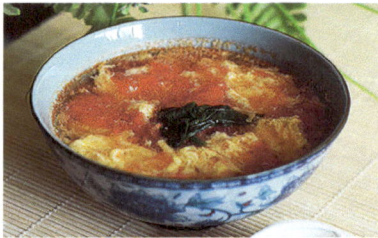
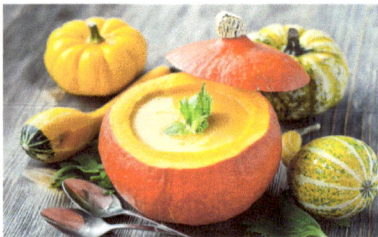
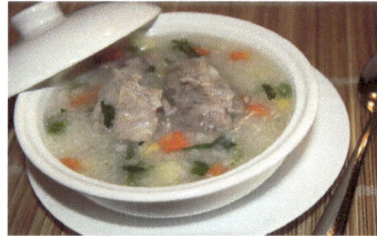
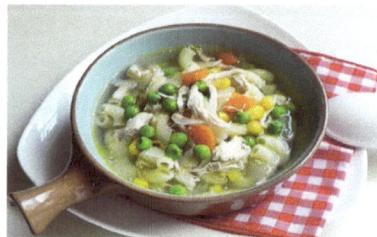
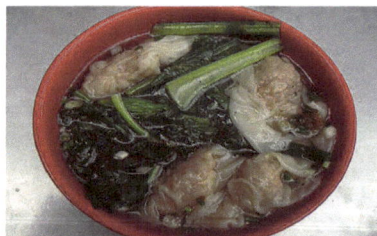
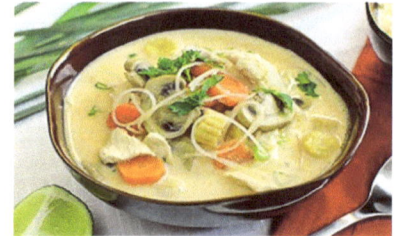
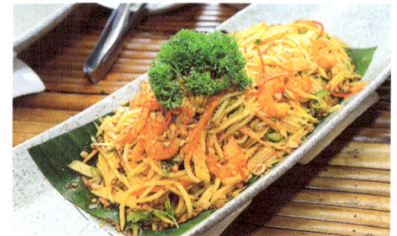
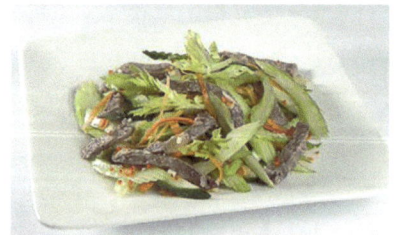

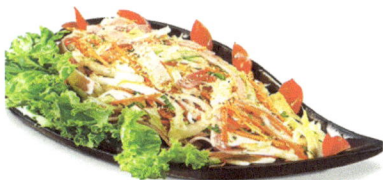

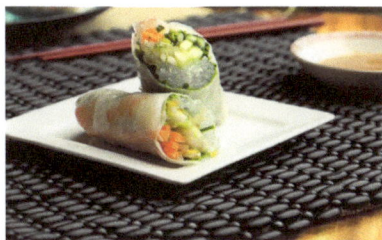

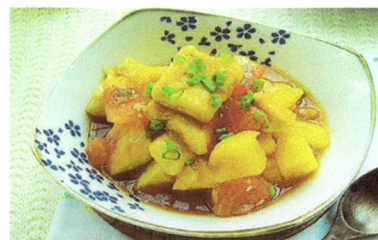

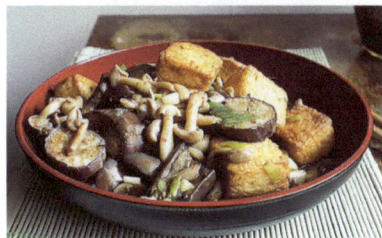

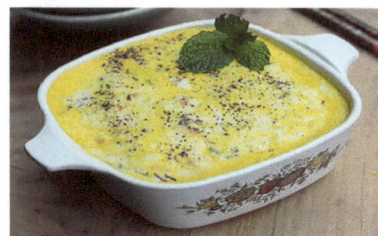

TOFU-REZEPTE --- 76

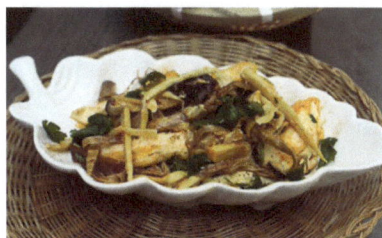

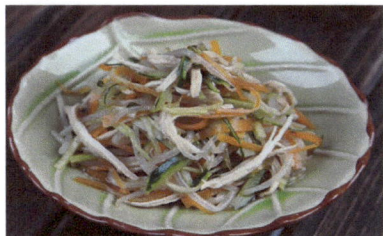

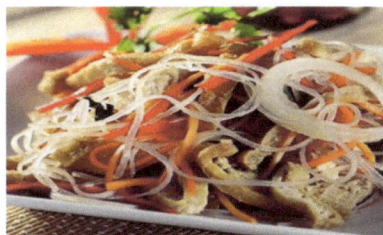

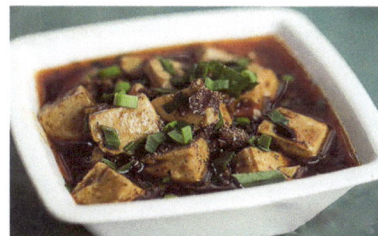

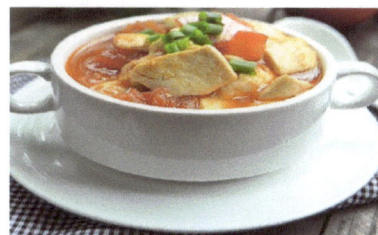

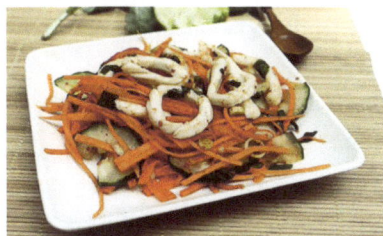

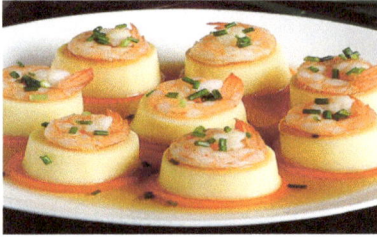
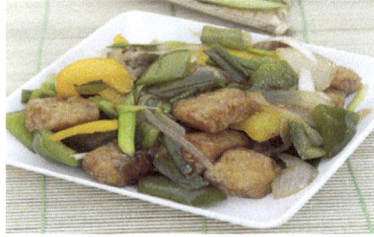
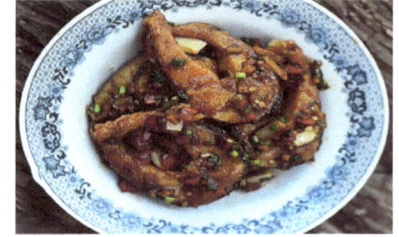
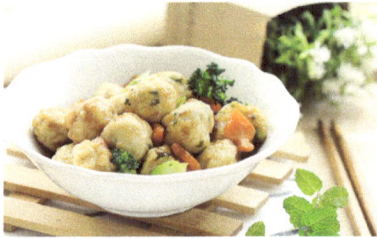
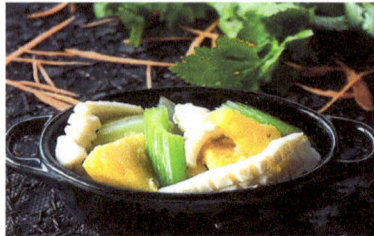
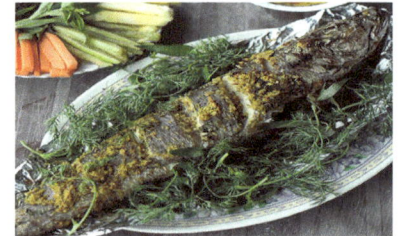
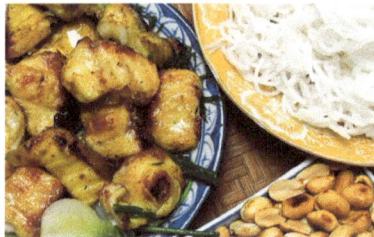
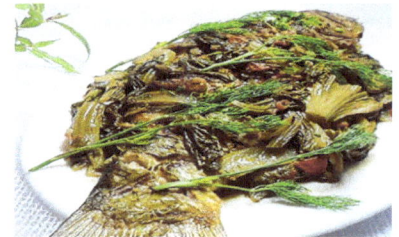

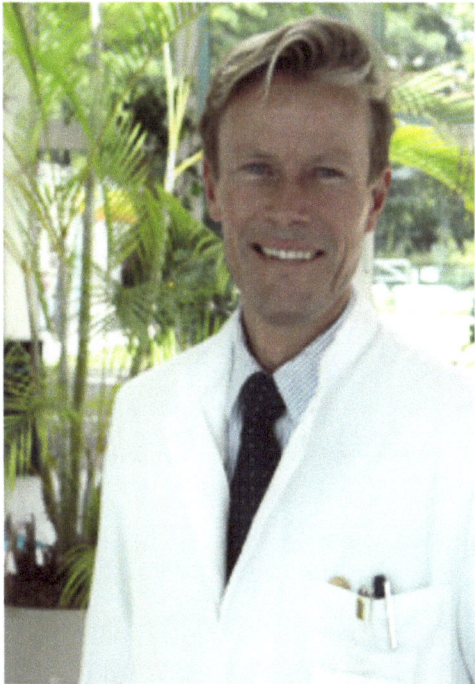

GELEITWORT

Bravo!

Selten hat ein Kochbuch mir so viel Lust auf buntes, vielseitiges und vor allem gesundes Essen gemacht. Der Autor hat ein ausgewogenes Ernährungskonzept vorgelegt. Das Buch führt prägnant und schnörkellos in die Grundlagen gesunder Ernährung ein und gibt wertvolle Informationen und Ratschläge zur Vermeidung von Übergewicht. Das Konzept wird abgerundet durch eine umfangreiche Rezeptsammlung und eine Warenkunde zu den typisch asiatischen Zutaten, die auch in Deutschland mehr und mehr Verwendung finden bei einer gesundheitsbewussten Ernährung.

Ich wünsche Ihnen viel Spaß beim Lesen und Nachkochen der Rezepte!

Herzlichst

Dr. med. Martin Gretz MPH

Gesundheitswissenschaftler

VORWORT

Wenn Sie schlank und fit werden wollen durch gesündere Ernährung, ist die asiatische Küche ein echter Geheimtipp. Warum gibt es in Asien viel weniger übergewichtige Menschen als in Europa und den USA? Die Antwort ist ebenso einfach wie überzeugend: Weil Asiaten sich gesünder ernähren als die Menschen in Europa und den USA. Genau deshalb ist die Asiatische Küche eine reiche Fundgrube für Rezepte, mit denen man spielend leicht abnehmen kann, ohne auf Genuss zu verzichten und ohne zu hungern.

Dieses Kochbuch stellt einfach zu kochende und gleichwohl variationsreiche Rezepte aus der asiatischen Küche vor, die besonders geeignet sind, Übergewicht abzubauen. So erleben Sie eine Abwechslung zu deutscher und damit zumeist kohlenhydratlastiger und ungesunder Kost und können sich satt essen, ohne

dick zu werden. Entscheidend ist ja nicht, dass Sie weniger essen, sondern dass Sie das Richtige essen.

Die asiatische Küche ist bekannt für ihre Kohlenhydratarmut und für ihren Eiweißreichtum und liefert damit genau die Bausteine, die unverzichtbar sind für eine gesunde Ernährung. Tofu als hochwertiger pflanzlicher und Fisch als hochwertiger tierischer Eiweißlieferant spielen dabei eine wichtige Rolle. Darüber hinaus gibt es zahlreiche Gemüse- und Salatgerichte, die eine bunte Palette von leckeren und gesunden Beilagen darstellen. Schließlich gibt es eine große Auswahl an köstlichen Suppen, die sich sowohl als Vorspeise als auch als Hauptspeise eignen.

Lernen Sie etwas Neues kennen und tauchen Sie ein in eine leichte, variationsreiche und gesunde Ernährung, die schlank und fit macht.

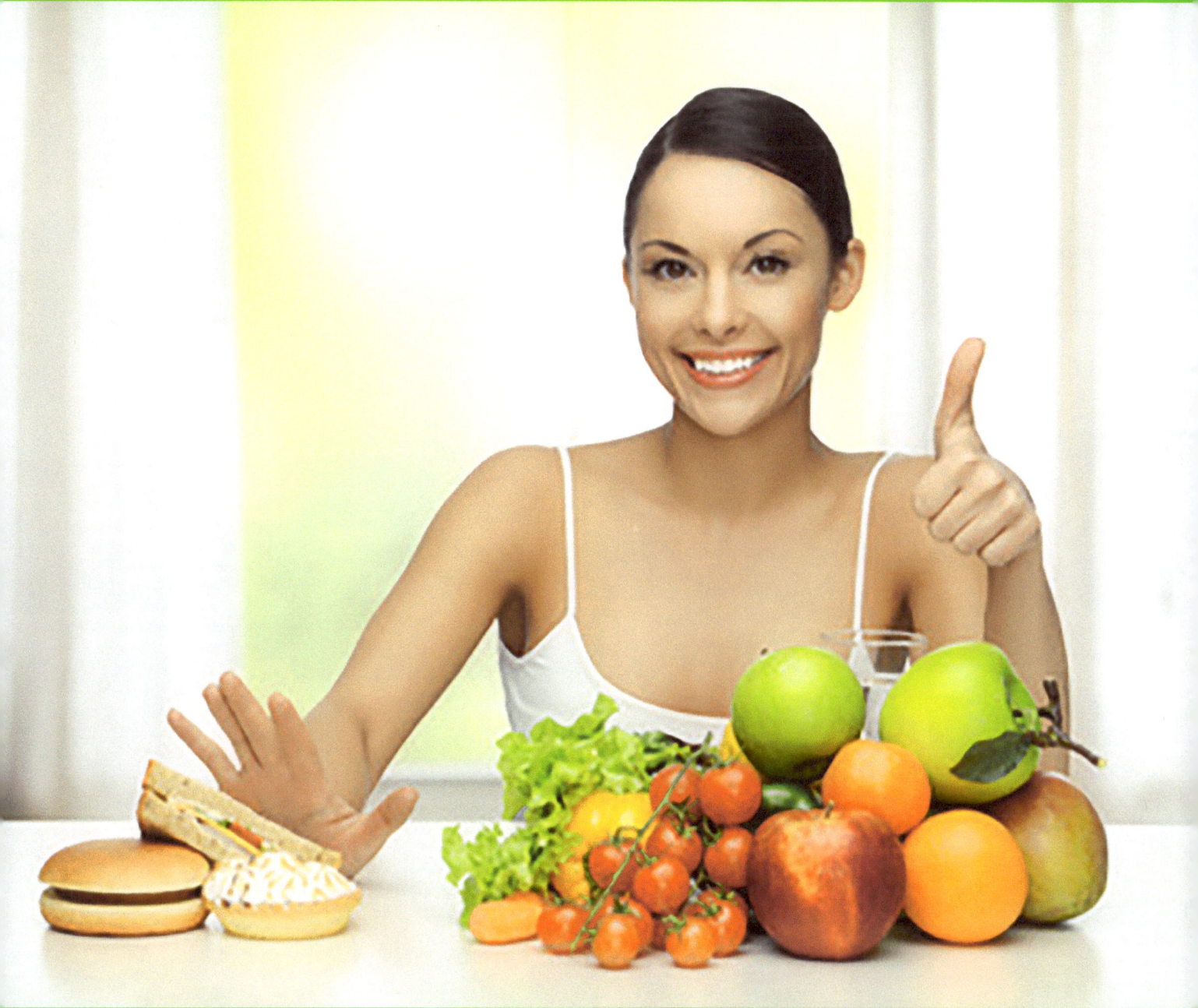

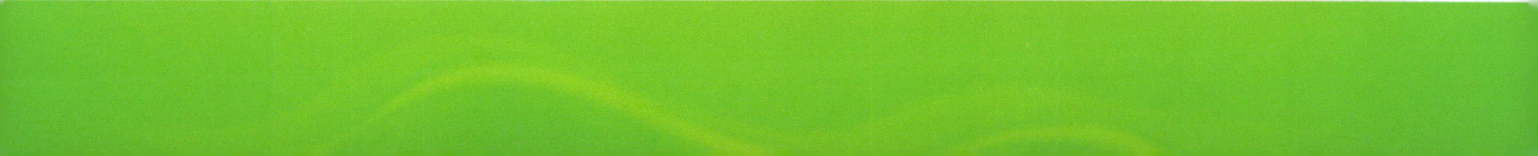

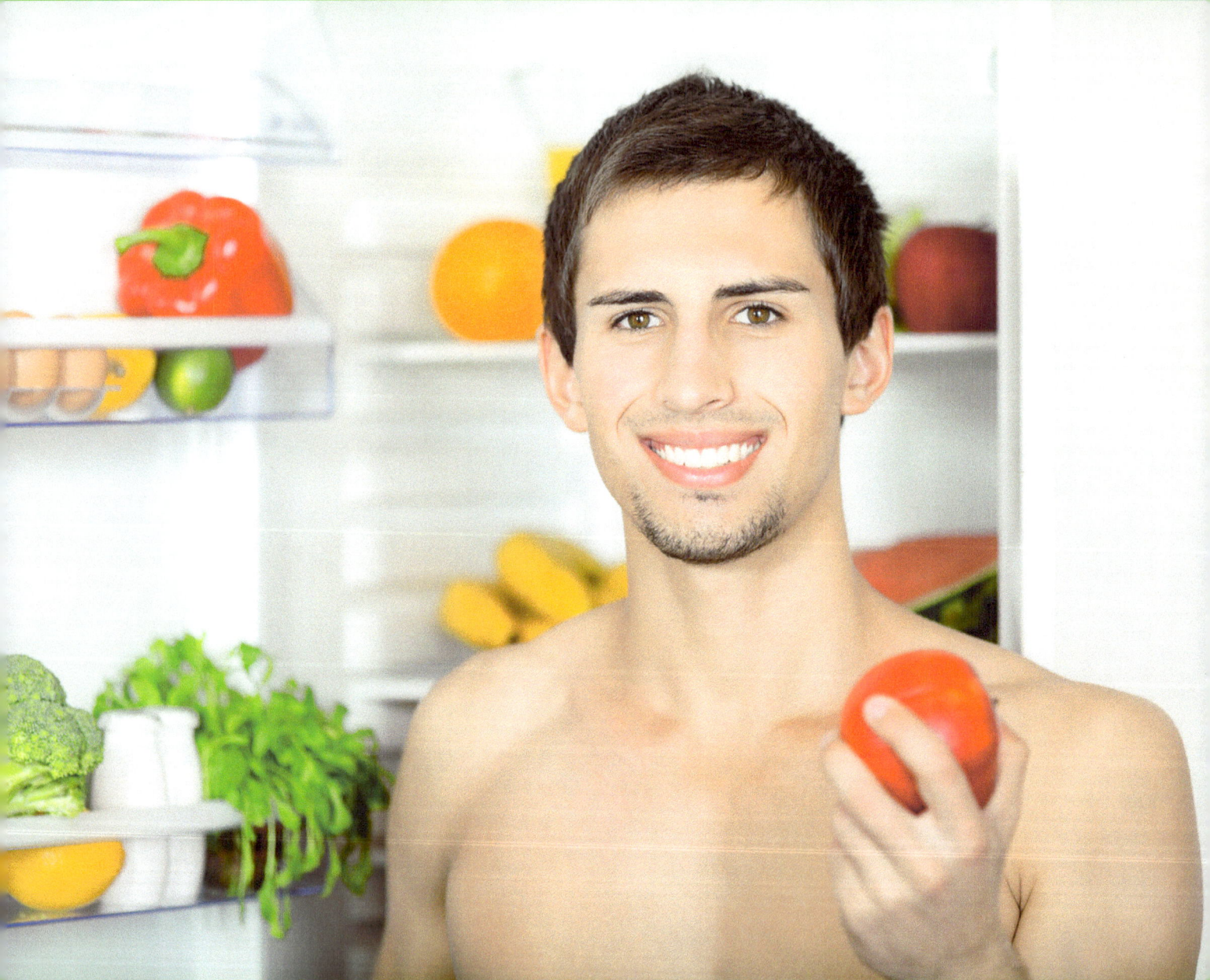

EINLEITUNG

Asiatische Küche

Die asiatische Küche hat sehr viel zu bieten für Menschen, die sich gesundheitsbewusst ernähren wollen und keine Lust auf Übergewicht und Müdigkeit haben. Reis und Fisch und sehr viel Gemüse und pflanzliches Eiweiß in Form von Tofu sind für die schlanke Linie und die Gesundheit viel besser als große Mengen Brot und Fleisch, die für die deutsche Küche und leider auch für andere Küchen in Europa prägend sind.

Natürlich gibt es bei der asiatischen Küche regionale Unterschiede. Für die thailändische und die indische Küche ist die Verwendung von reichlich scharfen Gewürzen typisch. Für die vietnamesische Küche ist prägend, dass sehr viel Fisch auf den Tisch kommt, was nicht verwundert, wenn man sich vor Augen führt, dass Vietnam mit einer extrem langen Küste und dem Mekongdelta ein sehr fischreiches Land ist. Ein gemeinsames Merkmal aller asiatischen Er-

nährungsgewohnheiten ist, dass man insgesamt weniger Kohlenhydrate und mehr Gemüse und Eiweiß verwendet.

Auffällig ist, dass es in Asien deutlich weniger fettleibige Menschen gibt als in Europa und in den USA. Es dürfte nicht wegzudiskutieren sein, dass das auch mit Ernährungsgewohnheiten zusammenhängt. Wenn man einen genaueren Blick auf die Essgewohnheiten und die Rezepte in Asien wirft, so findet man sehr überzeugende Erklärungsansätze für einen deutlich geringeren Anteil an übergewichtigen Menschen in den gesünderen Ernährungsgewohnheiten. Aus diesem Grunde ist dieses Kochbuch der asiatischen Küche gewidmet, die viele Schätze für gesundheitsbewusste Menschen bereithält.

Gemüse und Kräuter sind neben dem bereits erwähnten Fisch und Tofu ein sehr wichtiger Bestandteil der asiatischen Küche. Beispielhaft seien hier Weiß- und China-Kohl, Süßkartoffel, Bambus, Pak-Choi-Kohl, Sojasprossen, Lauch und Gurken erwähnt.

Die Gemüsevielfalt liefert große Mengen aller wichtigen Vitamine und reichlich verdauungsfördernde Ballaststoffe. Fisch, der mehrmals pro Woche auf den Tisch kommt, versorgt den Körper mit wertvollen Omega-3-Fettsäuren und Eiweiß. Eiweißreiche und kohlenhydratarme Ernährung ist der Schlüssel zu einer schlanken Figur und weniger Gesundheitsproblemen. Die beliebten Sojaprodukte sind fett- und cholesterinarm und darüber hinaus wertvolle Lieferanten von hochwertigem Eiweiß und stellen damit eine echte Alternative zu einer fleischlastigen und kohlenhydratlastigen Küche dar.

Asiatische Küche als „Geheimwaffe" gegen Übergewicht

Studien haben ergeben, dass es in Ostasien signifikant weniger übergewichtige Menschen gibt als in Europa und den USA. Das Bundesgesundheitsministerium hat in einer groß angelegten Gesundheitsstudie im Jahr 2009 festgestellt, dass ca. 45% der Frauen und knapp 60% der Männer in Deutschland übergewichtig sind.[1] Das sind verblüffend hohe Zahlen. Ausweislich von Studien der WHO sind in Japan nur 21% der Frauen und 29% der Männer übergewichtig und in China nur 25% der Frauen und 33% der Männer.[2] Diese erstaunlich signifikanten Unterschiede zu Deutschland müssen Ursachen haben. Bei der Ursachenforschung sind selbstverständlich die Ernährungsgewohnheiten der Menschen in den Blick zu nehmen. Dabei fällt auf, dass Asiaten kaum Weizen und Weizenprodukte essen, sondern stattdessen Reis. Was der Weizen und das Brot in Europa, ist der Reis in Ostasien. Weizen und Weizenprodukte enthalten neben Kohlenhydraten noch Gluten, das nach Auffassung namhafter Ernährungswissenschaftler und Mediziner den Appetit anregt und damit eine maßgebliche Ursache für Übergewicht darstellt.[3] Das Gluten ist z.B. reichlich in Brot und Nudeln auf Hartwei-

---

[1] Es wird verwiesen auf:
http://www.bmg.bund.de/fileadmin/redaktion/pdf_misc/Ergebnisse_der_Studie_Gesundheit_in_Deutschland_aktuell_2009.pdf (siehe dort S. 74 f.)

[2] Es wird verwiesen auf:
http://www.faz.net/aktuell/gesellschaft/gesundheit/studie-zum-uebergewicht-rund-um-die-welt-11042322/infografik-deutschland-11046778.html

[3] Es wird verwiesen auf: "Weizenwampe: Warum Weizen dick und krank macht" von Dr. med. William Davis, erschienen bei Goldmann im Januar 2013

zenbasis enthalten, fehlt aber im Reis.[4] Damit entfällt bei Ersetzung von Weizen durch Reis als Grundnahrungsmittel die appetitanregende Wirkung des Glutens und damit ein wesentlicher Faktor für Übergewicht.

Ich habe diese Erkenntnisse konsequent weitergedacht und in diesem Ernährungsratgeber Alternativen zum Weizen und zu Weizenprodukten aufgezeigt und weitere gesundheitlich wertvolle Inhalte der asiatischen Küche in ein ganzheitliches Ernährungskonzept integriert, das auf die Vermeidung von Übergewicht ausgerichtet ist.

Gesund und lecker - geht das überhaupt?

In unserem Kopf hat sich die Botschaft festgesetzt, dass gesund und lecker sich ausschließen. Das ist jedoch so falsch wie es falscher nicht sein könnte. Gesundes Essen und Genuss schließen sich nicht aus, sondern sie sind wie siamesische Zwillinge untrennbar miteinander verbunden. Sie sind skeptisch? Dann probieren Sie es aus und fällen Sie dann Ihr Urteil.

Prägend für den Geschmack asiatischer Küche sind die vielen köstlichen Gewürze und Saucen, mit denen sich exotische Geschmacksrichtungen erzielen lassen. Beispielhaft seien hier dunkle und helle Sojasauce und Fischsauce erwähnt. Bei den Gewürzen spielt der Ingwer eine wichtige Rolle, der insbesondere Fischgerichten einen frischen und pikanten Geschmack verleiht. Frischer Inger ist mittlerweile in nahezu allen Supermarktketten in Deutschland Bestandteil des Sortiments. Weitere wichtige Gewürze sind Zitronengras, Koriander, Curry und Kurkuma.

Wenn Ihnen jemand erzählen möchte, dass es in der asiatischen Küche nur süß-sauer-Sauce gibt und Tofu sowieso nach nichts schmeckt, dann ist das in der Regel jemand, der die asiatische Küche gar nicht kennt, weil er nur in minderwertigen Imbisstuben gegessen hat. Ich kenne die asiatische Küche sehr gut, weil ich selbst Asiate und sehr viel in Asien gereist bin. Ich habe intensiv die asiatische Küche in vielen Ländern Ost-

---

[4] Es wird verwiesen auf das Buch „Weizenwampe„ und auf: http://de.wikipedia.org/wiki/Gluten

asiens studiert und mit der deutschen und auch mit der mediterranen Küche verglichen. Dabei standen nicht nur ernährungs- und gesundheitstechnische, sondern auch geschmackliche Aspekte im Fokus. Das Ergebnis dieser jahrelangen Arbeit halten Sie in den Händen. Es ist nicht weniger geworden als eine kulinarische Weltreise und zugleich der Schlüssel zu einer gesünderen Ernährung zur Erlangung einer schlanken Figur und zu mehr Energie und Lebensfreude.

Tauchen Sie ein ins Abenteuer und erleben Sie ein völlig neues Körpergefühl ohne Übergewicht und jede Menge Geschmack und Genuss!

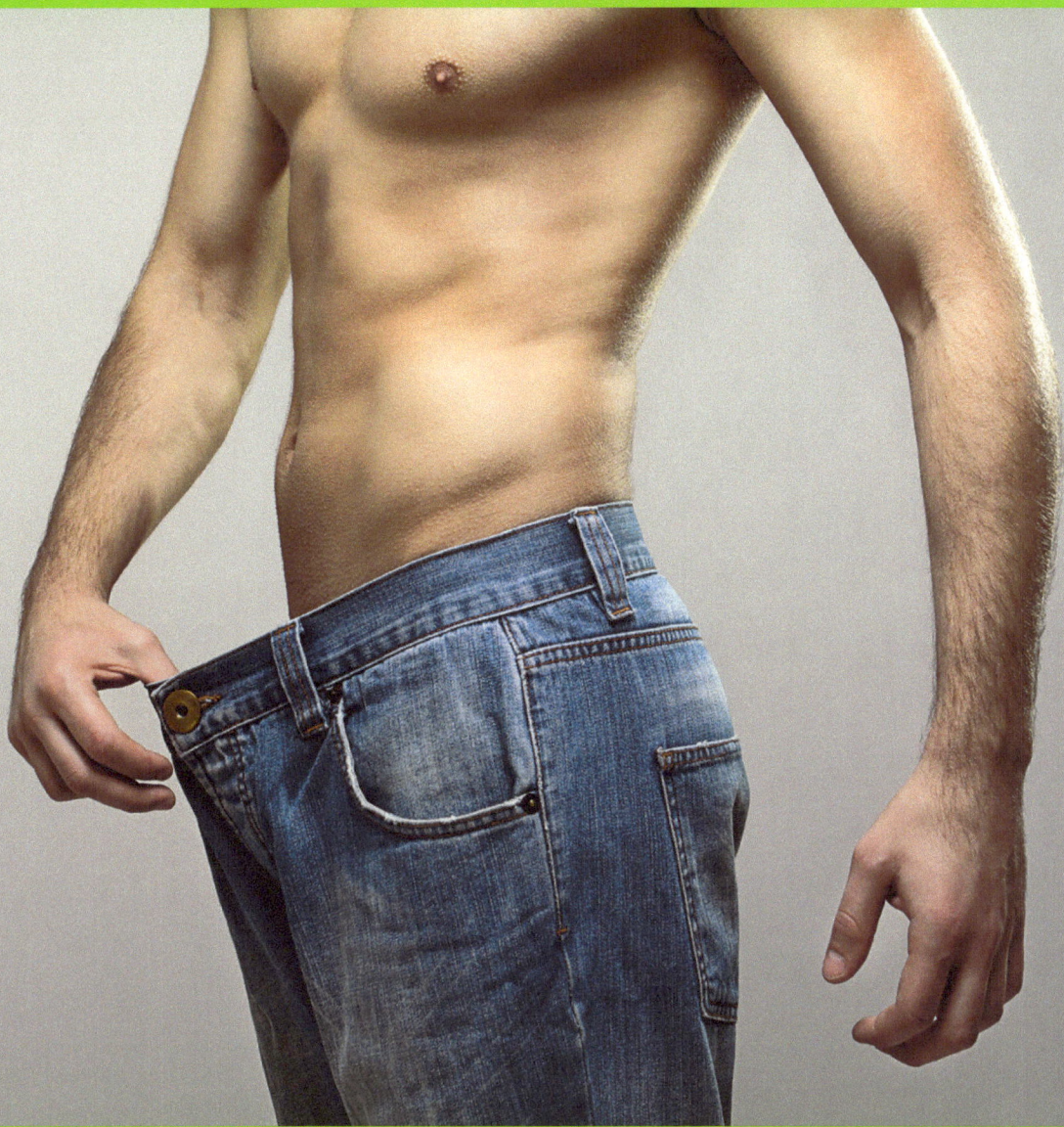

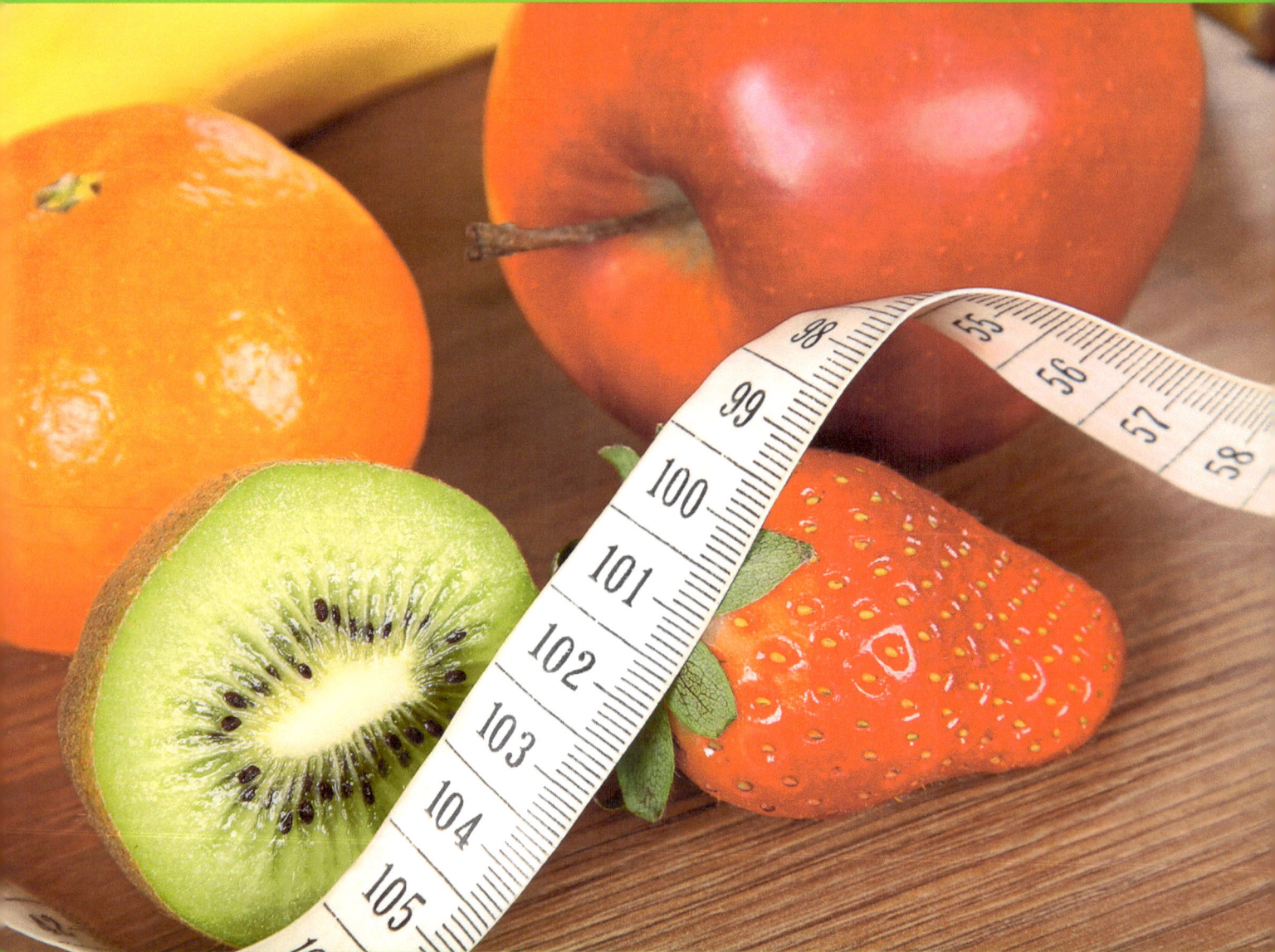

GRUNDSÄTZLICHES ÜBER ERNÄHRUNG

Das Motto dieses Buches heißt:

"Schlank & Fit durch intelligenteres Essen".

Viele Menschen in Deutschland träumen davon, endlich ihr Idealgewicht zu erreichen und schlank und sportlich zu werden. Darüber hinaus wünschen sich die Menschen, körperlich und geistig belastbarer zu werden. Insgeheim ahnen wohl viele, dass schlechte Ernährungsgewohnheiten und ein falscher Lebensstil die entscheidenden Probleme sind. Aber trotzdem schaffen es nur wenige, sich aufzuraffen und daran etwas zu ändern. Mit dem Kauf dieses Buches haben Sie bereits zum Ausdruck gebracht, dass Sie in Ihrem Leben etwas verändern möchten. Und in der Tat halten Sie mit diesem Buch den Schlüssel zu mehr Wohlbefinden, Kraft, Ausdauer und Zufriedenheit in der Hand. Denn die Erfahrungen von anderen Menschen, die diesen Weg bereits beschritten haben belegen, dass eine Änderung der Ernährungsgewohnheiten der entscheidende Baustein ist, um das Leben positiv zu beeinflussen.

Auch wenn Sie es jetzt noch nicht glauben können. Ein Blick in den Spiegel kann Ihnen in naher Zukunft eine ähnliche Perspektive bieten, wie das Bild auf der vorhergehenden Seite.

Am Anfang steht die Erkenntnis, dass die bisherigen Ernährungsgewohnheiten das körperliche Wohlbefinden und die Belastbarkeit nicht unterstützen konnten. Vielmehr sind sie ein zentraler Bestandteil des Problems. Es ist durch wissenschaftliche Untersuchungen und entsprechende Publikationen belegt, dass eine ungesunde und falsche Ernährung die wahre Ursache für viele Krankheiten und für eine tiefgreifende Unzufriedenheit der Menschen ist. Das Gefühl, übergewichtig, unattraktiv, unsportlich, müde und kraftlos zu sein, treibt leider viele Menschen zur Resignation und führt dazu, dass Lebenschancen nicht genutzt werden und Menschen in Trägheit verharren.

Es gibt aber auch beeindruckende Beispiele von Menschen, die ihrem Leben eine radikale Wendung gegeben haben. Fast jeder kennt persönlich Menschen, die z.B. 30 kg abgenommen haben und plötzlich vor Energie strotzen und wie ausgewechselt wirken. So gut wie nie sind es brutale Hungerdiäten, die diesen Wandel herbeigeführt haben. Vielmehr ist es häufig die Erkenntnis der wahren Ursachen für Trägheit, Fettleibigkeit und Kraftlosigkeit: Eine falsche Ernährung und falsche Lebensgewohnheiten. Diese Menschen haben vorgemacht, was auch Sie erfolgreich in Ihrem Leben umsetzen können. Wenn man diese Menschen fragt, was die entscheidenden Punkte waren, die zu dem radikalen Wandel geführt haben, dann sind die Antworten fast immer gleich.

Sie lauten in etwa so:

"Ich hatte bereits massive Rücken- und Knieschmerzen und war ständig müde und lustlos. Mir wurde irgendwann klar, dass ich in meinem Leben etwas radikal verändern muss. Dann habe ich mich von einem Freund inspirieren lassen, meine Essgewohnheiten zu verändern und einmal gründlich darüber nachzudenken, welche Lebensmittel gut und welche schlecht sind. Niemals hätte ich gedacht, dass die Ernährung einen so fundamentalen Einfluss auf mein Leben hat. Ich habe jetzt das Gefühl, dass ich doppelt so viel Kraft habe wie vorher und, dass das Leben wieder lebenswert ist. Außerdem habe ich durch mein besseres Aussehen mehr Selbstbewusstsein bekommen und nun ein entspannteres Verhältnis zu meiner Umwelt und mir selbst."

Jetzt werden Sie wahrscheinlich beim Lesen dieser Zeilen gedacht oder vielleicht sogar leise vor sich hingesagt haben: "Das kann ich nicht. Ich habe einen schwachen Willen und ich bin zu bequem."

Ich sage Ihnen aus Erfahrung: Sie können viel mehr als Sie denken. Und es ist gar nicht so schwierig wie es aussieht. Wenn Sie erst einmal durch eigene Erfahrung am eigenen Leib spüren, wie einfach und heilbringend die richtige Ernährung ist, dann werden Sie sich verblüfft fragen:

„Warum habe ich das nicht früher herausgefunden. Es ist ja gar nicht anstrengend, das Richtige zur richtigen Tageszeit zu essen und es tut gar nicht weh. Ich musste ja nur begreifen, was ich wann essen sollte und dann entsprechend konsequent handeln."

Die Lösung ist tatsächlich so einfach. Sie müssen gar nicht hungern und leiden und etwas essen, was nicht schmeckt. Sie müssen ganz einfach anfangen, sich zu informieren, welche Lebensmittel Ihnen schaden und welchen Ihnen helfen. Wenn Sie sich von mir auf diesen Weg führen lassen, dann werden Sie irgendwann verblüfft feststellen, dass es wirklich sehr einfach ist. Sie müssen nur bereit sein, im Kopf ,umzuparken' und können damit bereits heute den ersten Schritt auf dem Weg zu mehr Lebenskraft und Lebensfreude tun.

Ein umfangreiches Sportprogramm allein wird Ihnen nicht helfen, wenn Sie nicht auch etwas an Ihrer Ernährung verändern. Ich bin fest davon überzeugt, dass eine gesunde Ernährung sogar wichtiger ist als ein umfangreiches Sportprogramm. Aber interessanterweise berichten viele Menschen, dass sie nach Umstellung Ihrer Ernährung und erheblichem Gewichtslust plötzlich Lust verspürt haben, intensiv Sport zu treiben, weil sie durch die Ernährungsumstellung über mehr Kraft und Tatendrang verfügten. Diese Beobachtungen finden darüber hinaus eine Bestätigung in wissenschaftlichen Untersuchungen und Publikationen.[5]

In diesem Buch werde ich Sie grundlegend über gesunde Lebensmittel und bedenkliche Lebensmittel informieren. Darüber hinaus finden Sie Rezepte mit gesunden Lebensmitteln, die Sie einfach nachkochen können und die schmackhaft sind. Ich habe bewusst darauf geachtet, dass die Rezepte einfach sind und keine schwer zu beschaffenden oder extrem teuren Zutaten erfordern.

Bestandsaufname

Wenn Sie den Entschluss gefasst haben, Ihre Ernährungsgewohnheiten zu verändern, dann sollten Sie am besten mit einer Bestandsaufnahme beginnen. Ich meine damit, dass Sie zunächst einmal schauen sollten, wo Sie stehen. Dazu gehört natürlich, dass Sie sich wiegen und einen Body-Maß-Index (BMI) errechnen, der etwas darüber aussagt, ob Sie übergewichtig sind und in welchem Ausmaß.

---

[5] Ich verweise z. B. auf das Buch "Weizenwampe" von Dr. med. William Davis und „Lehrbuch Lebensmittelchemie und Ernährung" von Prof. Dr. Robert Ebermann und

Prof. Dr. Ibrahim Elmadfa, Springer Verlag, 2. Auflage, Wien 2011

Was ist der BMI?

Der Body-Maß-Index (BMI) beschreibt das Verhältnis von Körpergröße zu Körpergewicht, wobei es Bandbreiten gibt, in denen sich das Gewicht je nach körperlicher Veranlagung bewegen kann. Der BMI wird nach folgender Formel berechnet: Das Körpergewicht (in Kilogramm) wird durch die Körpergröße (in Metern) zum Quadrat geteilt (Körpergewicht / Körpergröße^2).

Wenn Sie diesen Index errechnet haben, können Sie an der folgenden Übersicht ablesen, wo Sie stehen: [6]

- Untergewicht: BMI weniger als 18,5
- Normalgewicht: BMI 18,5 bis 24,9
- Übergewicht: BMI ab 25
- Starkes Übergewicht (Adipositas): BMI über 30
- Extreme Adipositas: BMI über 40

Darüber hinaus sollten Sie auflisten, welche gesundheitlichen Beschwerden Sie haben. Dazu können z.B. Rückenschmerzen oder Knieschmerzen bei leichter körperlicher Betätigung oder chronische Müdigkeit gehören. Es gibt einen guten Grund dafür, all diese Informationen festzuhalten. Sie ermöglichen Ihnen, später für sich selbst Bilanz zu ziehen, inwieweit sich Ihr Körper und Ihr körperliches Wohlbefinden geändert haben. Das ist für die Motivation ein sehr wichtiger Aspekt. Wenn Sie nämlich zwischenzeitlich Zweifel an der Richtigkeit des eingeschlagenen Weges bekommen sollten oder zu der Einschätzung gelangen, dass das alles nichts gebracht hat, dann können Sie sich durch Abgleich der dann aktuellen Werte und Informationen mit der ursprünglichen Bestandsaufnahme davon überzeugen, dass Sie auf dem richtigen Weg sind. **Ich** bin sicher, dass Ihnen eine Verbesserung Ihrer Ernährungsgewohnheiten ein neues und gutes Körpergefühl und ein gesteigertes Selbstbewusstsein bringen werden. Wichtig ist allerdings, dass **Sie** auch davon überzeugt werden können. Genau dafür ist die Bestandsaufnahme zu Beginn wichtig.

---

[6] Ich verweise auf die folgende Seite des Bundesgesundheitsministeriums:
http://www.bmg.bund.de/praevention/gesundheitsgefahren/essstoerung/selbsttest.html

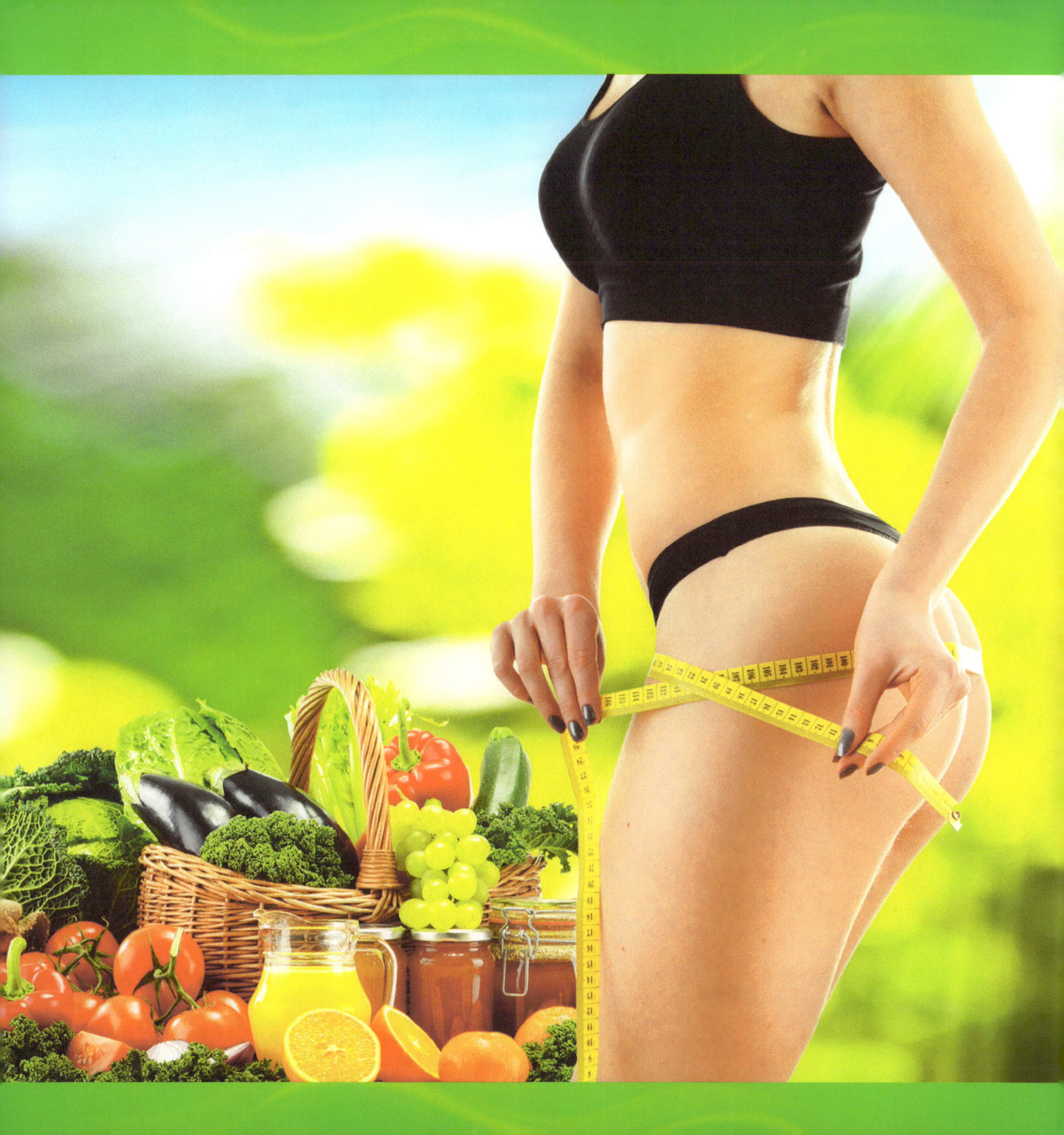

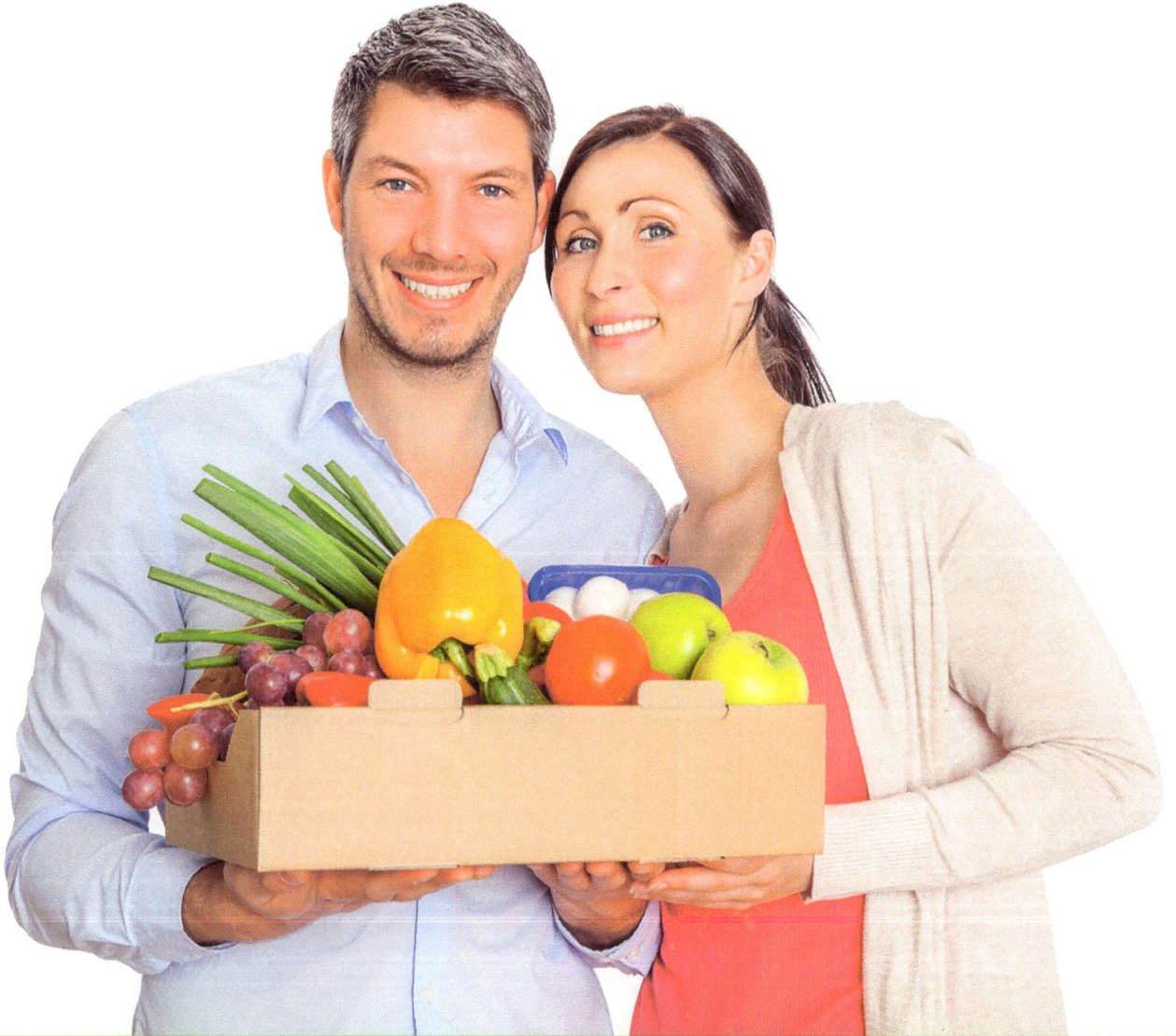

"Gute" Lebensmittel

–

"Böse" Lebensmittel

Erstaunlicherweise werden in der Schule und in den Medien nur sehr grobe Informationen gegeben, welche Lebensmittel für die Gesundheit und das Wohlbefinden gut sind und welche schlecht. Wenn man bedenkt, wie viel ein durchschnittlicher Mensch in Deutschland über alle möglichen Themen im Laufe seines Lebens lernt, ist es kaum zu rechtfertigen, dass dieses wichtige Thema so vernachlässigt wird mit fatalen Folgen für die Volksgesundheit und das körperliche Wohlbefinden jedes einzelnen. Darüber hinaus sind viele Menschen unsicher, von welchen Lebensmitteln welche Mengen zu welcher Tageszeit verzehrt werden sollten, um gesund und fit zu bleiben bzw. zu werden.

Natürlich weiß jedes Kind, dass Äpfel gesund und Schokolade und Pommes Frites eher weniger gesund sind. Aber wie sieht es mit der Frage aus, ob es gut ist, Brot zu essen? Wenn ja, welches sollte man essen und wie viel? Und zu welcher Tageszeit? Wenn nein, warum nicht?

Seien Sie ehrlich: Auf diese Fragen wissen Sie spontan keine präzise Antwort! Das ist auch nicht Ihre Schuld, sondern vielmehr sind mangelnde Aufklärung in Schulen und Medien dafür verantwortlich. Im folgenden Abschnitt erhalten Sie Antworten auf diese Fragen.

Brot und Weizenprodukte

Tatsächlich ist wissenschaftlich nachgewiesen, dass Brot insgesamt ein eher bedenkliches Lebensmittel ist, das einen ganz erheblichen Beitrag zu Übergewicht und gesundheitlichen Problemen leistet. Es ist zwar richtig, dass Weißbrot wesentlich schädlicher ist als Mischbrot oder Vollkornbrot aus anderen Getreidesorten. Aber auch Vollkornbrot und Mischbrot sind deshalb noch lange keine gesunden Lebensmittel, die unbedenklich in beliebig großen Mengen gegessen werden sollten. Gleichwohl wird das in den Medien immer wieder ohne Belege behauptet oder zumindest unterschwellig suggeriert.[7] Problematisch ist dabei, dass der

---

[7] Ich verweise z.B. auf das Buch "Weizenwampe" von Dr. med. William Davis.

übermäßige Verzehr von Brot zum einen den Appetit anregt und dazu führt, dass man ca. 400 Kalorien mehr pro Tag zu sich nimmt als der Körper eigentlich benötigen würde.[8] Das gilt insbesondere für Weißbrot, aber auch für andere Brotsorten mit einem Weizenanteil. Hinzu kommt, dass Brot einen hohen Anteil an Kohlenhydraten enthält. Große Mengen an Kohlenhydraten treiben den Blutzuckerspiegel und in der Folge den Insulinspiegel in die Höhe und führen ohne entsprechenden Energieverbrauch zur Einlagerung von Bauchfett und Körperfett. Diese Fetteinlagerungen machen sich dann leider schnell in Form von „Rettungsringen" um die Körpermitte bemerkbar. Daher neigen Menschen, die viel Brot verzehren, signifikant häufiger zu Übergewicht und Diabetes als Menschen, die wenig oder gar kein Brot essen.

Besonders tückisch ist dabei die appetitanregende Wirkung des im Weizen enthaltenen Glutens. Diese Wirkung macht sich die Lebensmittelindustrie zu Nutze indem sie zahllosen Fertigprodukten und Halbfertigprodukten Weizen zusetzt, der an sich weder für den Geschmack noch für die Konsistenz des Essens

eine Bedeutung hat.[9] Das ist eine wichtige Erkenntnis, die jedoch leider selten in dieser Deutlichkeit vermittelt wird. Geben Sie ruhig zu, dass Sie über die gerade gelesenen Aussagen durchaus etwas erstaunt sind. Gerade weil Brot als Lebensmittel auf Weizenbasis in dieser Hinsicht ein sehr bedenkliches Lebensmittel ist, verzichten sämtliche Rezepte in diesem Kochbuch soweit als möglich auf Brot und Weizenprodukte.

Sie sind skeptisch? Dann stellen Sie sich die Frage, warum die Menschen in Asien signifikant seltener übergewichtig sind als die Menschen in Europa und den USA![10] Richtig! Asiaten essen kaum Brot und Weizenprodukte. Damit stehen die tatsächlichen Beobachtungen völlig im Einklang mit den ernährungswissenschaftlichen Erklärungsansätzen, dass regelmäßig in großen Mengen verzehrtes Brot leider einen Beitrag zu Übergewicht leistet. Verstehen Sie mich bitte nicht falsch. Ich möchte Ihnen das Brot nicht verbieten. Ich möchte nur Ihr Bewusstsein dafür schärfen, dass Sie Brot nicht bedenkenlos in großen Mengen verzehren soll-

---

[8] Ich verweise z.B. auf das Buch "Weizenwampe" von Dr. med. William Davis.

[9] Ich verweise z.B. auf das Buch "Weizenwampe" von Dr. med. William Davis.
[10] Es wird verwiesen auf:
http://www.faz.net/aktuell/gesellschaft/gesundheit/studie-zum-uebergewicht-rund-um-die-welt-11042322/infografik-deutschland-11046778.html

ten. Denn vielen Menschen ist aufgrund der mangelnden Aufklärung in Schulen und Medien gar nicht bewusst, wie sehr ein übermäßiger Brotkonsum zum Massenphänomen der Übergewichtigkeit in Deutschland beiträgt.

Werfen wir einen Blick auf die Statistik: Das Bundesgesundheitsministerium hat in einer groß angelegten Gesundheitsstudie im Jahr 2009 festgestellt, dass ca. 45% der Frauen und knapp 60% der Männer in Deutschland übergewichtig sind.[11] Das sind verblüffend hohe Zahlen, die Ursachen haben müssen. Erklärungsansätze für diesen hohen Anteil liefern wir Ihnen in diesem Buch. Die Erkenntnis der Zusammenhänge und Ursachen ist der Schlüssel zum Umsteuern.

---

[11] Ich verweise auf die folgende Internetseite, auf der die Ergebnisse der Studie heruntergeladen werden können. Die entscheidenden Aussagen zum Massenphänomen der Überwichtigkeit finden Sie dort auf S. 74 f.: http://www.bmg.bund.de/fileadmin/redaktion/pdf_misc/Ergebnisse_der_Studie_Gesundheit_in_Deutschland_aktuell_2009.pdf

Fett — Böse oder doch nicht?

In den Köpfen hat sich die Botschaft festgesetzt, dass Fett fett macht. Hartnäckig hält sich daher das Gerücht, dass Fett sehr schädlich und unter allen Umständen zu vermeiden sei, wenn man nicht dick werden möchte. Auch diese Auffassung ist in dieser Rigorosität falsch. Fett als Bestandteil von Lebensmitteln ist an sich nicht das tatsächliche Problem bei der Ursachenbekämpfung von Fettleibigkeit. Ganz im Gegenteil sind bestimmte Fette sogar äußerst förderlich für die Gesundheit (z.B. Omega-3-Fettsäuren in Fisch). Gesunde Fette in Lebensmitteln in den richtigen Mengen führen auch nicht zu Übergewicht.

Insbesondere Fett in Form von Pflanzenöl ist nicht die Ursache für Übergewicht. Natives Olivenöl extra vergine z.B. ist ein sehr gesundes Lebensmittel. Es ist reich an gesunden Antioxidantien und Polyphenolen und einfach ungesättigten Fettsäuren. Darüber hinaus ist natives Olivenöl sehr aromatisch und eignet sich sowohl für Salate als auch zum Braten ganz hervorragend.

Ebenfalls sehr gesund sind Kokosöl, Walnussöl und Avocadoöl. Allerdings sind diese Öle teurer und nicht so einfach zu beschaffen wie natives Olivenöl. Sie können daher bedenkenlos alle in diesem Buch angegebenen Rezepte mit nativem Olivenöl nachkochen. Ich bin selbst ein großer Freund dieses aromatischen und vielseitig verwendbaren Öls aus dem Mittelmeerraum, welches sich auch sehr gut in der asiatischen Küche verwenden lässt. Von Raps- und Sonnenblumenöl würde ich eher abraten, weil diese Öle weniger schmackhaft sind und darüber hinaus weniger wertvolle Inhaltsstoffe für eine gesunde Ernährung aufweisen. Diese Öle sind zwar billiger, aber es wäre am falschen Ende gespart, in der Küche minderwertige Öle zu verwenden. Das gilt sowohl im Hinblick auf gesundheitliche als auch auf geschmackliche Aspekte.

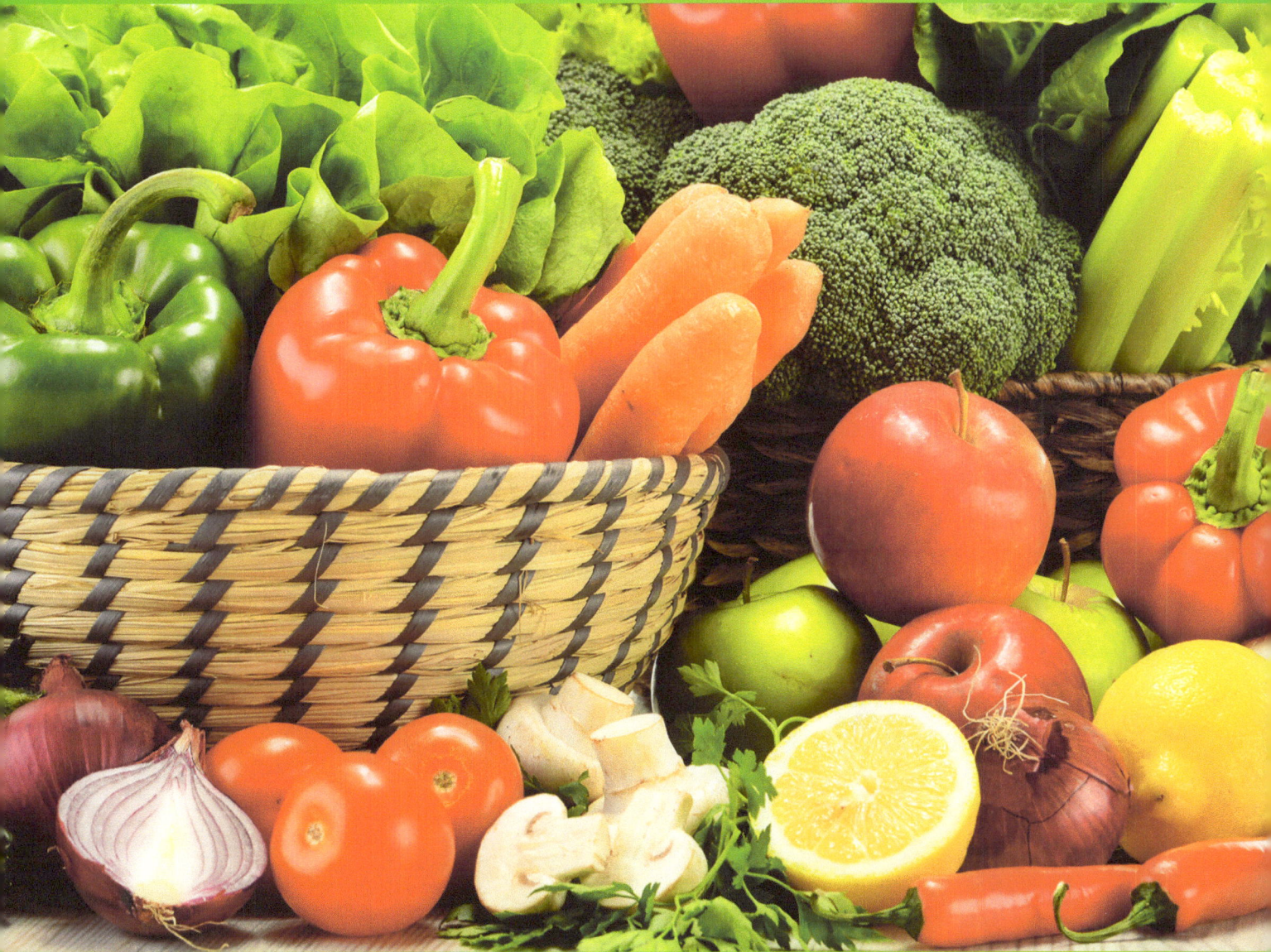

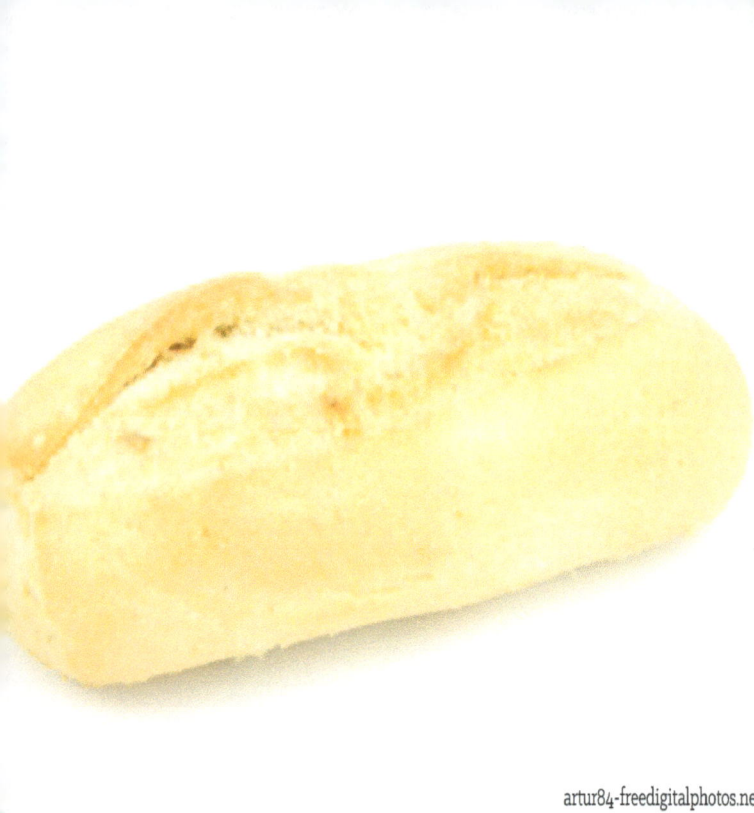

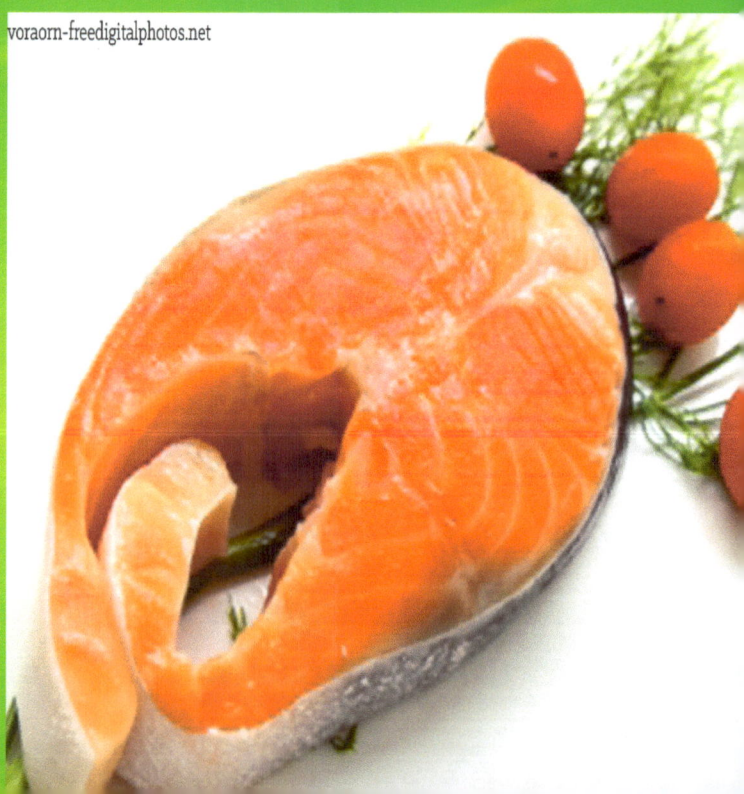

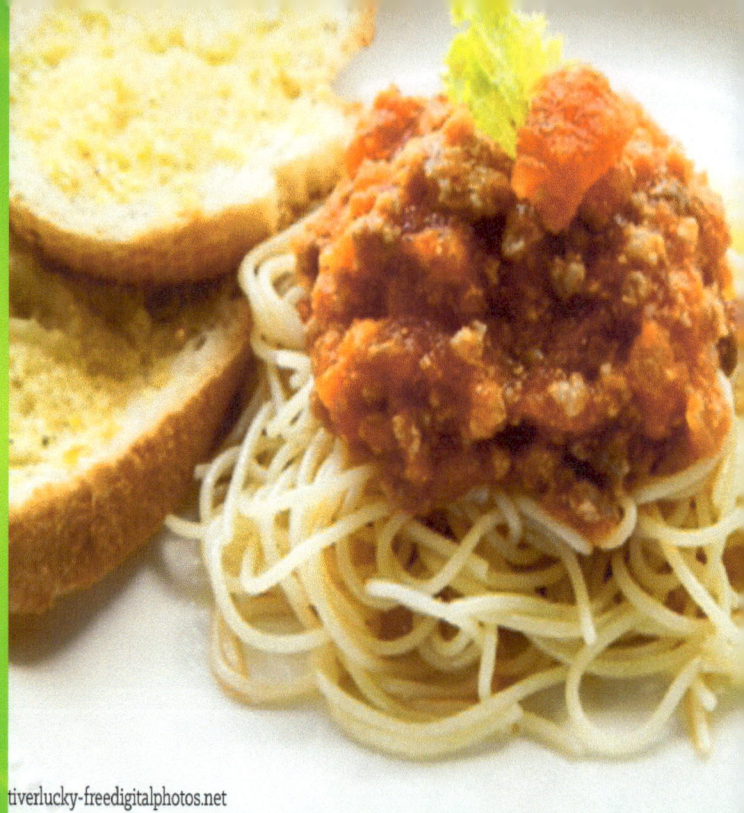

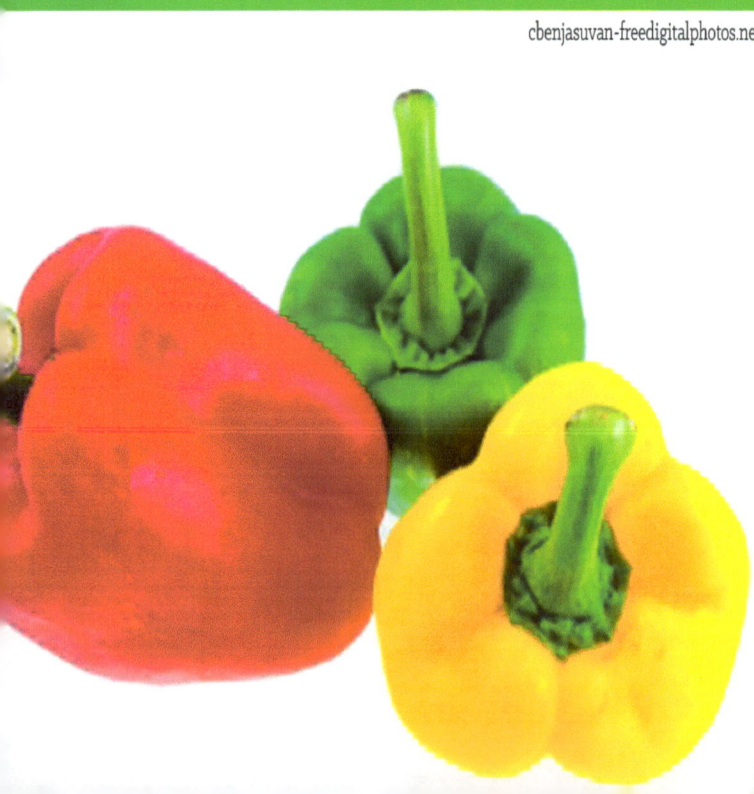

Kohlenhydrate

Viel Problematischer als Fett in Lebensmitteln sind Kohlenhydrate. Denn Kohlenhydrate sind das Brennholz, welches das Feuer der Verfettung nährt. Kohlenhydrate sind in großen Mengen u. a. im Brot enthalten. Auch deshalb ist das Brot (Weißbrot noch viel mehr als Vollkornbrot) zum Abendessen alles andere als hilfreich, wenn man Übergewicht vermeiden will. Ebenfalls sehr reich an Kohlenhydraten sind Kartoffeln und Nudeln auf Hartweizenbasis. Ich will damit nicht sagen, dass Kohlenhydrate per se böse sind und unter allen Umständen zu vermeiden sind. Vielmehr will ich sagen, dass kohlenhydratreiche Lebensmittel nur in Maßen und zu den richtigen Tageszeiten gegessen werden sollten. Es ist z.B. völlig in Ordnung, wenn Sie zum Mittagessen eine Portion Kartoffeln oder Nudeln essen. Es wäre jedoch keine gute Idee, zum Abendessen einen großen Teller Spaghetti oder 5 Scheiben Brot zu vertilgen. Selbst wenn Sie bei den Nudeln den geliebten Parmesankäse und beim Brot die Sahneleberwurst weglassen, um sich zu beruhigen, dass Sie ja das vermeintlich „böse" Fett vermeiden, geht diese Rechnung nicht auf.

Das Problem sind eben die großen Mengen Kohlenhydrate am Abend und nicht die kleine Portion Käse zu den Nudeln oder die Leberwurst auf dem Brot. Große Mengen an Kohlenhydraten treiben den Blutzuckerspiegel und danach den Insulinspiegel extrem in die Höhe und führen ohne einen entsprechenden Energieverbrauch zur Einlagerung von Bauchfett und Körperfett. Kohlenhydrate sind als Energielieferant für körperliche und auch geistige Aktivität unverzichtbar, führen aber bei höherer Zufuhr als entsprechendem Energieverbrauch leider schnell zu Fetteinlagerungen. Aus diesem Grund sind große Mengen Kohlenhydrate am Abend schädlich, weil der Körper im Schlaf kaum Energie verbraucht und daher die zugeführten Kohlenhydrate fast vollständig als Körperfett eingelagert werden. Die Rezepte in diesem Buch berücksichtigen all diese Zusammenhänge. Daher sind insbesondere die klassischen Nudeln aus Hartweizen in den Rezepten durch Glasnudeln oder andere Zutaten ersetzt, die deutlich weniger Kohlenhydrate enthalten. Darüber hinaus sind die Mengen von kohlenhydrathaltigen Lebensmitteln in den Rezepten so bemessen, dass diese den Tagebedarf decken und nicht darüber hinausgehen.

Was der Weizen und das Brot in Europa darstellen, ist der Reis in der asiatischen Küche. Reis hat im Vergleich zu Weizen und Weizenprodukten den großen Vorteil, dass er nicht das bedenkliche Gluten enthält. Gluten ist leider reichlich im Weizen und in Weizenprodukten enthalten. Dieses ernährungstechnisch bedenkliche Protein steht nicht nur im Verdacht, Ursache für Krankheiten zu sein, sondern fördert auch nachweislich den Appetit.[12] Damit sind Weizenprodukte für eine gesunde und kalorienbewusste Ernährung wesentlich ungeeigneter als Reis. Auch das ist ein sehr überzeugender Erklärungsansatz für den Umstand, dass es in Asien deutlich weniger übergewichtige Menschen gibt als in Europa und den USA.

Zusammen mit Weizen, Roggen, Hafer, Gerste und Mais gehört Reis zu den wichtigsten Getreidearten. Unabhängig von der Reissorte, enthalten 100 g Reis durchschnittlich 77,8 g Kohlenhydrate, 12,9 g Wasser, 0,6 g Fett und schließlich 6,8 g Eiweiß. Das Eiweiß im Reis ist für die Ernährung besonders wertvoll, da es aus essentiellen Aminosäuren aufgebaut ist, die der Körper nicht selbst herstellen kann. Zusätzlich enthält der Reis Ballaststoffe und Mineralstoffe wie Magnesium, Eisen, Zink und Kalium. Daneben versorgt Reis den menschlichen Körper auch mit wichtigen Vitaminen, vor allem mit Vitamin E sowie mit verschiedenen Vitaminen aus der B-Gruppe.[13]

Zucker

Zucker ist ein sehr problematisches Lebensmittel und sollte daher nur in kleinen Mengen verwendet werden. Zucker ist auch eine Form von Kohlenhydraten und hat damit die gleichen schädlichen Wirkungen der Fetteinlagerung, wenn kein entsprechender Energieverbrauch im Körper stattfindet. Das tückische am Zucker ist, dass er in vielen Fertigprodukten und Halbfertigprodukten in relativ großen Mengen enthalten ist. Dazu zählen Getränke (z.B. Fruchtnektar oder Limonade), aber auch Fruchtjoghurt oder Backwaren und die klassischen Süßigkeiten (Schokolade, Marzipan etc.). Die auf der Verpackung aufgedruckten Informationen über Nährwerte und die Zusammensetzung des Produktes sind sehr aufschlussreich. Wenn dort z.B. steht „... *100 g enthalten 55 g Kohlenhydrate (davon 50 g Zucker)...*", dann wissen Sie, dass es sich um ein ziemlich süßes und kohlenhydratlastiges Lebensmittel handelt. Sie werden bei genauem Hinsehen feststellen, dass stark verarbeitete Lebensmittel

---

[12] Ich verweise auf das Buch "Weizenwampe" von Dr. med. William Davis.

[13] Ich verweise auf www.gesundheit.de

(z.B. Backwaren) häufig einen sehr hohen Anteil von Kohlenhydraten in Form von Zucker enthalten, so dass Sie schnell zu der Erkenntnis gelangen, dass es unumgänglich ist, den Verzehr von stark verarbeiteten Lebensmitteln zu reduzieren und durch den Verzehr von frischen und unverarbeiteten Lebensmitteln zu ersetzen. Nur so werden Sie vermeiden, über Umwege doch eine „*Überdosis*" von Kohlenhydraten zu sich zu nehmen, die sich in Fetteinlagerungen niederschlägt.

Die gute Nachricht ist jedoch, dass Sie schnell feststellen werden, dass frische und weniger stark verarbeitete Lebensmittel besser schmecken. Darüber hinaus werden Sie beim Nachkochen der in diesem Buch enthaltenen Rezepte feststellen, dass die Zubereitung von frischen Lebensmitteln gar nicht so kompliziert und zeitraubend ist, wie Sie vielleicht befürchten.

Schließlich stellt sich bei der Reduktion des Zuckerkonsums bereits nach kurzer Zeit eine Sensibilisierung des Geschmackssinnes ein, der dazu führt, dass das Bedürfnis nach extremer Süße abnimmt. Machen Sie doch einfach das folgende Experiment: Nehmen Sie in den Kaffee nur die Hälfte der üblichen Menge an Zucker. Dann schmecken Sie ganz bewusst beim Kaffee trinken den süßen Geschmack. Nach dem ersten Schluck werden Sie vielleicht noch die irreführende Information von Ihren Geschmackszentren wahrzunehmen glauben, dass zu wenig Zucker im Kaffee ist. Wenn Sie jedoch bewusst weiter trinken und der Frage nachspüren, ob es wirklich zu wenig Zucker ist, dann werden Sie verblüfft feststellen, dass es eigentlich sogar besser schmeckt mit weniger Zucker und, dass Sie den Kaffeegeschmack besser genießen können, wenn er nicht von einem überbordenden Zuckergeschmack überlagert wird. Diese einfache und leicht zu machende Erfahrung lässt sich für zahllose andere Speisen wiederholen. Damit erlangen Sie eine erste Vorahnung, dass ein geschmacklich verheißungsvoller und viel gesünderer Weg vor Ihnen liegt, den Sie bisher nicht gesehen haben, weil er hinter Bergen von Zucker versteckt war. Probieren Sie es aus!

Wo möglich, können Sie Zucker durch alternative Süßungsmittel ersetzen. Das auf pflanzlicher Basis entwickelte Stevia ist z. B. eine gute Alternative und gesundheitlich unbedenklich. Stevia gibt es in Pulverform und in flüssiger Form. Allerdings ist darauf zu achten, dass bei der Pulvervariante kein Maltodextrin beigemischt ist, das ebenfalls eine schädliche Form des Zuckers mit den oben beschriebenen Nachteilen darstellt.

Mit den oben dargestellten Zusammenhängen haben Sie schon einige wichtige grundlegende Erkenntnisse gewonnen, die ein schnelles und effizientes Umsteuern bei der Ernährung ermöglichen. Dies alleine sollte bereits nach kurzer Zeit eine signifikante Gewichtsreduktion bewirken, wenn Sie diese Erkenntnisse umsetzen. Sie sind skeptisch? Dann probieren Sie es aus: Verzichten Sie z. B. für zwei Wochen auf Kohlenhydrate am Abend und steigen Sie dann wieder auf die Waage! Essen Sie statt Brot mit Wurst z.B. Tomaten mit Mozzarella oder Quark mit Obst am Abend. Sie werden verblüfft sein, dass Sie so ohne echten Verzicht auf Genuss und ohne Hungergefühl trotzdem spielend leicht abnehmen können.

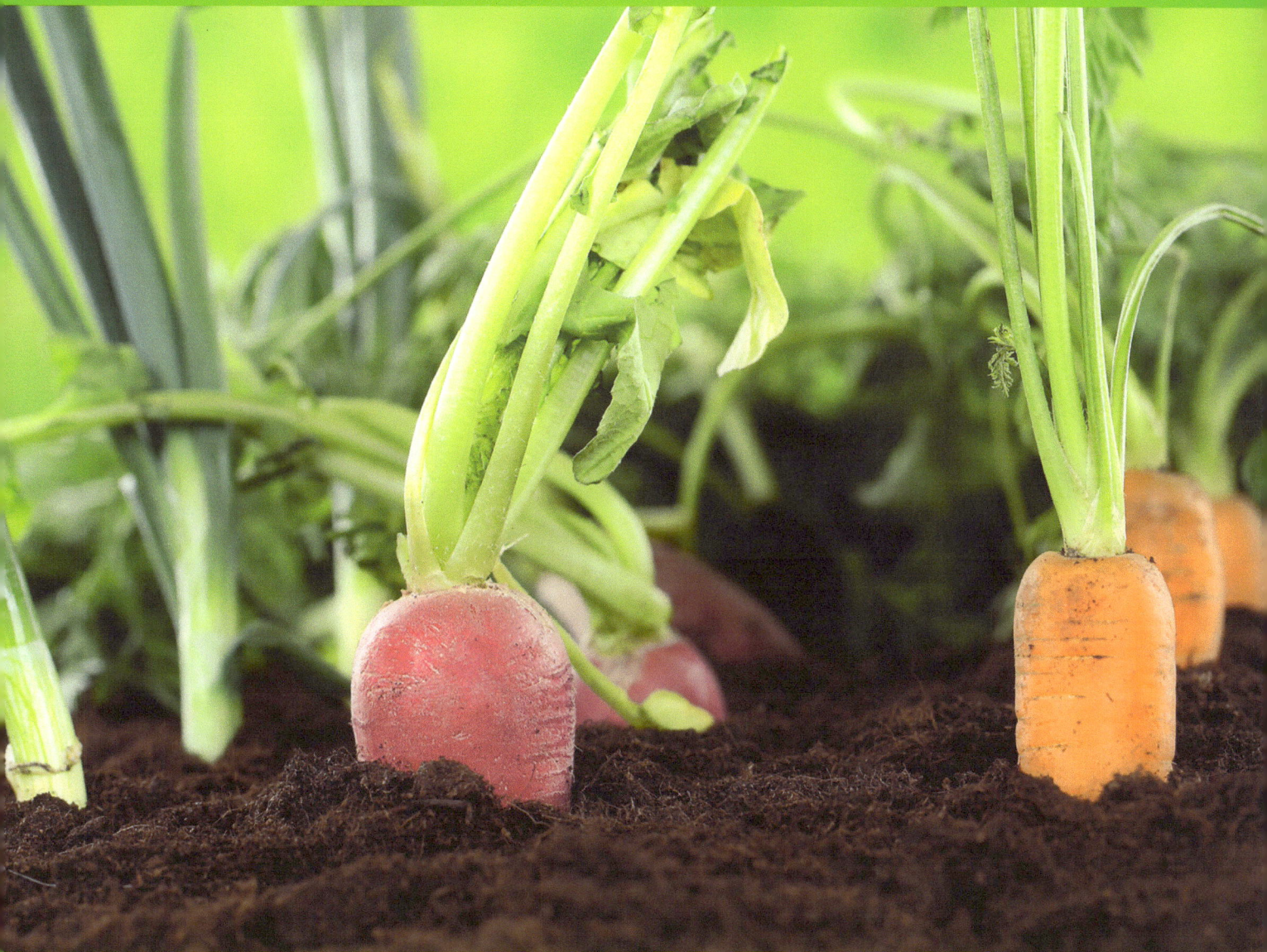

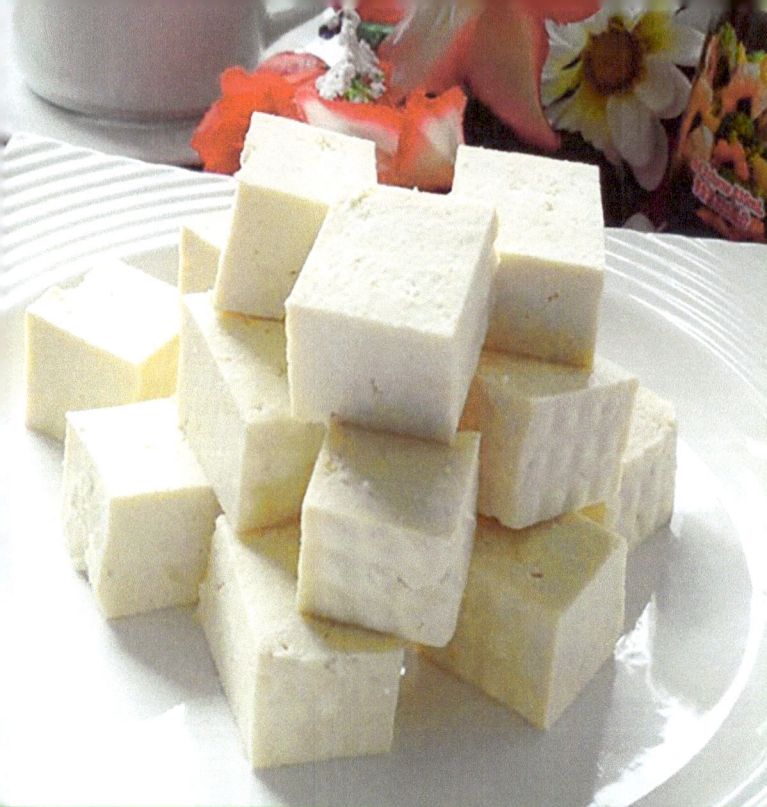

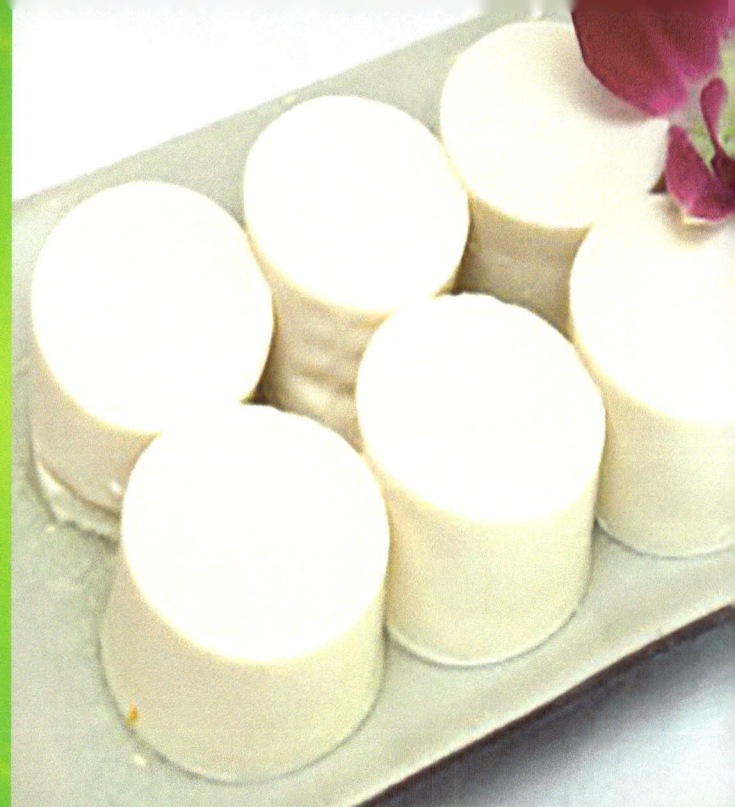

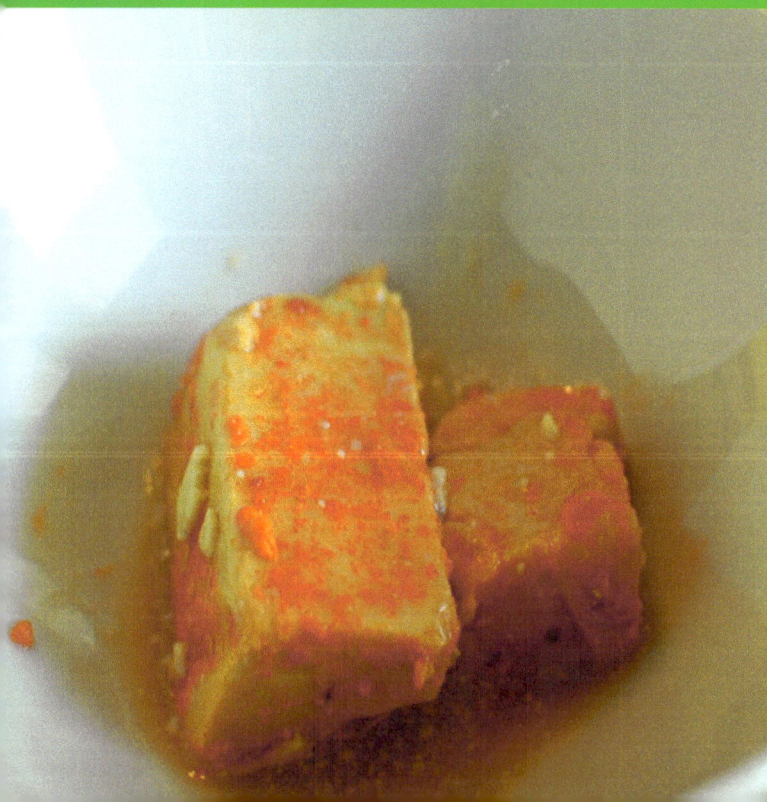

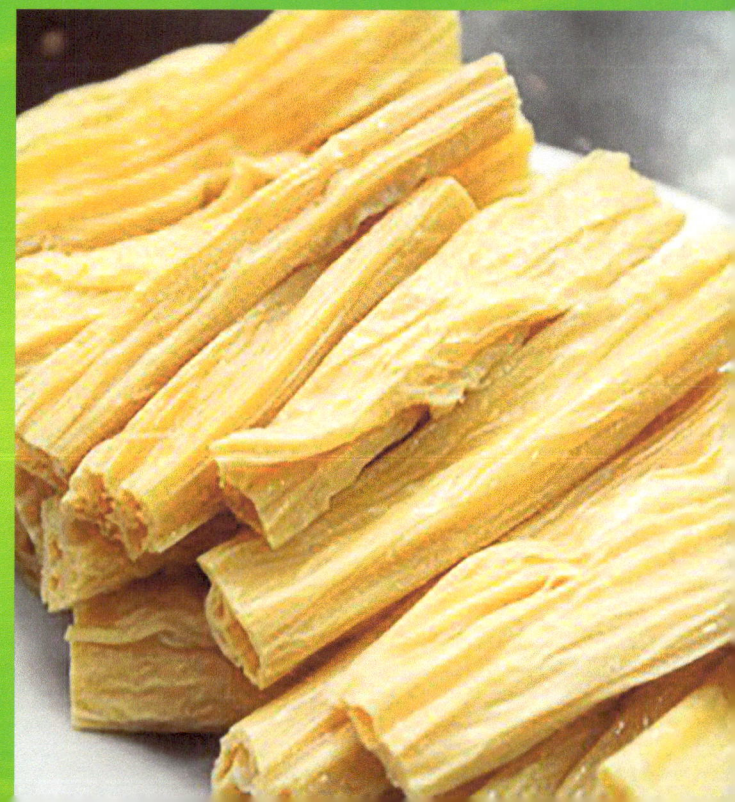

Gute Lebensmittel

Das waren im Schnelldurchlauf einige grundlegende Erkenntnisse zu den „bösen Lebensmitteln". Sie werden nun fragen, was Sie denn dann essen sollen, wenn nicht große Mengen Brot, Kartoffeln und Nudeln. Insbesondere werden Sie sich fragen, was Sie abends essen sollen, wenn Brot, Kartoffeln und Nudeln als klassischer Bestandteil des Abendessens wegfallen. Gerade weil diese sogenannten Grundnahrungsmittel sich fast unausrottbar in die Ernährungsgewohnheiten in Deutschland eingeschlichen haben, werden viele Menschen unsicher und ratlos, wenn sie über Alternativen nachdenken sollen.

Genau hier setzt dieses Gesundheitskochbuch an. Ich bleibe nicht bei der abstrakten Warnung vor schädlichen Lebensmitteln und vor schädlichen Essgewohnheiten stehen, sondern ich zeige Ihnen Alternativen. Diese Alternativen sind sowohl geschmacklich als auch nährwerttechnisch und gesundheitstechnisch den konventionellen „Grundnahrungsmitteln" zu allen Tageszeiten überlegen. Sie müssen bei Lichte betrachtet weder auf Genuss noch auf Sättigung verzichten, sondern Sie müssen nur bereit sein, einige Grundregeln zu berücksichtigen

und bewusst Entscheidungen zu treffen, was Sie wann essen

Frisch & Co.

Grundsätzlich kann man die Aussage treffen, dass wenig verarbeitete und frische Lebensmittel besser sind als stark verarbeitete. Das hat auch den Vorteil, dass Sei bei Reduktion des Verzehrs von stark verarbeiteten Lebensmitteln und Fertigprodukten den leider häufig großzügig zugesetzten Zucker vermeiden können. Das heißt z. B., dass Salat und Obst besser sind und auch in größeren Mengen verzehrt werden dürfen als Fertigprodukte und bei starker Hitze und lange gegarte Speisen (z.B. frittiertes Fleisch).

Auch Kohlenhydrate in Form von z.B. Kartoffeln, Nudeln oder Brot dürfen Sie essen. Aber bitte nicht abends, sondern nur zum Frühstück oder mittags. Ebenfalls unbedenklich ist der Verzehr eiweißreicher Speisen wie z. B. Fisch und Tofu. Das gleiche gilt für Milchprodukte, wenn sie nicht mit zu viel Zucker versetzt sind. Der in der Milch enthaltene Fettanteil ist dabei ebenfalls unbedenklich und wird in der Wahrnehmung als Ursache für Übergewicht häufig maßlos überschätzt. Käse und Quark sind ebenfalls unbedenklich und auf jeden Fall besser als große Mengen Kohlenhydrate (z. B. in Form von Brot oder Kartoffeln). Dabei ist Quark die bessere Wahl als Joghurt, da er einen höheren Eiweißgehalt aufweist.[14] Stark gesüßte Milchprodukte sollten Sie jedoch besser vermeiden. Fruchtjoghurt oder Fruchtquark in Plastikbechern sind in der Regel zu stark gesüßt und sollten besser selbst hergestellt werden (z. B. mit frischen Früchten der Saison, die püriert dem Quark hinzugefügt werden können). Wenn Süße gewünscht ist (wie z. B. bei Fruchtjoghurt oder Fruchtquark), können Sie auf alternative Süßungsmittel zurückgreifen wie z. B. Stevia.

Gemüse dürfen und sollen Sie in großen Mengen essen. Tomaten sind sehr kalorienarm und eigenen sich gut zum Abnehmen. Außerdem enthalten sie Stoffe, die gegen freie Radikale schützen und damit das Erkrankungsrisiko senken. Des Weiteren sind in Tomaten eine Vielzahl von wichtigen Vitaminen enthalten.[15]

Bei der Zubereitung sollten Sie darauf achten, dass das Gemüse schonend gegart und nicht zerkocht wird. Dämpfen ist eine gute Alternative zum Kochen in Wasser, weil beim Dämpfen weniger Vitamine zerstört werden und darüber hinaus mehr Geschmack erhalten bleibt. Kochtöpfe mit Aufsatz zum Dämpfen gibt es mittlerweile fast überall (z.B. bei IKEA) zu kleinen Preisen zu kaufen. Der Aufsatz zum Dämpfen besteht dabei schlicht und einfach aus einem Topf mit durchlöchertem Boden, der etwas kleiner ist und auf einen normalen Topf gesetzt wird. Zum Dämpfen eignen sich auch Fisch und Schalentiere (z.B. Gambas, Langostinos oder Garnelen) ganz hervorragend. Sie werden feststellen, dass z. B. gedämpfte Gambas deutlich mehr Geschmack behalten als in Wasser gekochte Gambas. Probieren Sie es aus!

Eiweiß & Co.

Eiweiß spielt eine wichtige Rolle bei einer gesunden Ernährung, die auf Vermeidung von Übergewicht gerichtet ist. Wenn man dem Körper mehr Eiweiß und weniger Kohlenhydrate zuführt, wird Körperfett abgebaut. In Kombination mit moderatem und regelmäßigem Sport führt diese Ernährung darüber hinaus zu Muskelaufbau.

[14] „Lehrbuch Lebensmittelchemie und Ernährung" von Prof. Dr. Robert Ebermann und Prof. Dr. Ibrahim Elmadfa, Springer Verlag, 2. Auflage, Wien 2011
[15] „Lehrbuch Lebensmittelchemie und Ernährung" von Prof. Dr. Robert Ebermann und Prof. Dr. Ibrahim Elmadfa, Springer Verlag, 2. Auflage, Wien 2011

Daher ist die in diesem Buch vorgeschlagene Ernährung darauf ausgelegt, den Anteil an Kohlenhydraten zu reduzieren und den Anteil an Eiweiß zu erhöhen. Der Vorteil dabei ist, dass Lebensmittel mit einem hohen Eiweißanteil länger sättigen und somit helfen, Hungergefühle zu vermeiden. Erfahrungsgemäß funktionieren solche Diätkonzepte mittel- und langfristig nicht, die zum Verzicht auf Essen zwingen, obwohl Appetit und Hunger vorhanden sind.

Lebensmittel mit hohem Eiweißgehalt sind z. B. mageres Fleisch, Fisch und Tofu. Eier enthalten ebenfalls Eiweiß wobei das weiße vom Ei eine höhere Konzentration enthält als das Eigelb. Brauchbare Eiweißquellen sind schließlich Molkereiprodukte wie z. B. Quark und Käse. Allerdings muss darauf geachtet werden, dass die Milchprodukte nicht zu stark gesüßt sind. Hülsenfrüchte und Nüsse (durchschnittlich 21 % Eiweißgehalt) sind ebenfalls brauchbare Eiweißquellen, die zudem noch andere wertvolle Inhaltsstoffe enthalten.[16]

Der Eiweißbedarf hängt auch vom Körpergewicht und der Körperaktivität ab. Aber selbst für Menschen, die regelmäßig Sport treiben (ganz gleich ob Kraftsport oder Ausdauersport), reichen gut 1 g Eiweiß pro kg Körpergewicht als Tagesdosis völlig aus.[17] Da dem Körper überschüssig zugeführtes Eiweiß mit entsprechender Belastung für die Nieren abgebaut werden muss, ist es nicht hilfreich, den Eiweißanteil extrem zu erhöhen durch einseitige Ernährung.[18] Es wäre daher falsch, fast ausschließlich Fleisch und Fisch zu essen. Es ist übrigens ein Gerücht, dass man als Sportler für den Muskelaufbau Nahrungsergänzungsmittel wie z.B. Eiweißdrinks benötigt. Durch Studien der Stiftung Warentest ist belegt, dass für alle Menschen - mit Ausnahme von Hochleistungssportlern - eine ausgewogene Ernährung für den Muskelaufbau und den Muskelerhalt völlig ausreichend ist.[19]

---

[16] „Lehrbuch Lebensmittelchemie und Ernährung" von Prof. Dr. Robert Ebermann und Prof. Dr. Ibrahim Elmadfa, Springer Verlag, 2. Auflage, Wien 2011

[17] Ich verweise auf folgende Internetseite: http://www.netzathleten.de/Sportmagazin/Sportler-Ernaehrung/Wie-viel-Eiweiss-braucht-man-fuer-den-Muskelaufbau/4451293855744106923/head

[18] „Lehrbuch Lebensmittelchemie und Ernährung" von Prof. Dr. Robert Ebermann und Prof. Dr. Ibrahim Elmadfa, Springer Verlag, 2. Auflage, Wien 2011 und www.zeit.de/gesundheit/gesundheitsfragen/gesundheitsfrage-6

[19] Ich verweise auf: https://www.test.de/Eiweisspraeparate-Viel-Geld-fuer-wenig-Nutzen-1617462-2617462/

Besondere Aufmerksamkeit möchte ich **Tofu als pflanzlicher Eiweißquelle** widmen. Tofu ist ein hochwertiger Eiweißlieferant und spielt in der asiatischen Küche eine wichtige Rolle.[20] Tofu wird aus der Sojabohne hergestellt und enthält ca. 15% Eiweiß und wichtige Mineralstoffe und Spurenelemente.[21] Da Tofu darüber hinaus nur ca 5% Kohlenhydrate enthält, eignet er sich hervorragend als Schlankmacher.

Er hat eine käseähnliche Konsistenz und kommt in unterschiedlichen Varianten vor. Tofu hat keinen nennenswerten Eigengeschmack. Das bedeutet, dass er Geschmack durch die Würzung (z.B. mit dunkler Sojasauce) oder durch Garen in einem Sud annimmt. Damit passt Tofu zu jeder anderen Zutat und ist universell verwendbar in der Küche. Die Tofustücke können sowohl gebraten als auch in Suppen gekocht werden. In Kombination mit Gemüse oder als Bestandteil von Salat findet er sowohl in Hauptspeisen als auch in Beilagen Verwendung.

Je nach Wassergehalt und Konsistenz unterscheidet man verschiedene Arten von Tofu. Der sogenannte Seidentofu hat einen sehr hohen Wassergehalt und eine Konsistenz, die der von Pudding ähnlich ist.

Der Schwammtofu hat einen geringeren Wassergehalt und eine schwammartige Struktur. Er ist fester und hat eine ähnliche Konsistenz wie frisches Fleisch. Schließlich gibt es noch den getrockneten Tofu, der ähnlich wie Nudeln beim Kochen von Suppen verwendet werden kann.

Insbesondere abends sollten Sie 'Kohlenhydratbomben' wie z. B. Brot und Kartoffeln vermeiden.[22] Alternativ sollten Sie Lebensmittel mit hohem Eiweißanteil wählen. Ein höherer Eiweißanteil führt zu einem besseren Sättigungsgefühl und vermeidet das Ansetzen von Speck. Da jedoch ein zu hoher Fleischkonsum gesundheitlich ebenfalls bedenklich ist, stellt Tofu eine gute Alternative und Ergänzung zu Fleisch dar.

---

[20] Ich verweise an dieser Stelle auf ein weiteres Buch von mir, das ich ausschließlich dem Thema Tofu gewidmet habe: „Tofu for Fit". Sie finden das Buch unter dem folgenden Kurzlink bei Amazon: http://goo.gl/Rkb88D
[21] „Lehrbuch Lebensmittelchemie und Ernährung" von Prof. Dr. Robert Ebermann und Prof. Dr. Ibrahim Elmadfa, Springer Verlag, 2. Auflage, Wien 2011

[22] Ich verweise insoweit auf die Ausführungen von Dr. med. William Davis in dem Buch "Weizenwampe" und auf „Lehrbuch Lebensmittelchemie und Ernährung" von Prof. Dr. Robert Ebermann und Prof. Dr. Ibrahim Elmadfa, Springer Verlag, 2. Auflage, Wien 2011

Durch wissenschaftliche Studien ist nachgewiesen, dass Tofu und Sojaprodukte insgesamt einen positiven Effekt auf das Erkrankungsrisiko haben. Darüber hinaus ist belegt, dass Tofu und andere Sojaprodukte als Alternative zu tierischem Eiweiß den Cholesterienwert senken, was wiederum einen Risikofaktor für Schlaganfall und Herzinfarkt positiv beeinflusst.[23]

---

[23] Ich verweise auf:
http://www.tofufamily.de/gesundheit/ernaehrungsoja/ und http://www.gesundheit.de/ernaehrung/alternative-ernaehrung/vegetarisch/tofu

Herausforderung annehmen!

Nachdem Sie nun sehr viele grundlegende Informationen bekommen haben, beschleichen Sie jetzt möglicherweise Zweifel, ob das nicht alles viel zu aufwendig und anstrengend werden könnte.

An dieser Stelle verweise ich noch einmal auf das Foto auf der Titelseite dieses Buches. Sie stehen in der Tat vor einer Herausforderung und vor einer grundlegenden Entscheidung. Lassen Sie das Fotos ruhig ein wenig auf sich wirken und fragen Sie sich ganz ernsthaft, was Ihnen wichtiger ist: Ihre Gesundheit und Ihr Selbstbewusstsein und Ihre Attraktivität oder das Festhalten an Bequemlichkeit, die Sie einlädt, alles beim Alten zu belassen und keine inneren Widerstände zu überwinden und keine neuen Wege zu beschreiten?

Ich möchte Sie an dieser Stelle auf mein persönliches Credo hinweisen, um Sie zu motivieren, sich einen Ruck zu geben: Das Leben ist zu kurz und ein viel zu wertvolles Geschenk, um mit einem übergewichtigen und unattraktiven Körper vor sich hin zu vegetieren. Nehmen Sie

Ihr Schicksal in die Hand und verschaffen Sie sich Zugang zu mehr Energie, mehr Lebensfreude und mehr Harmonie in Ihrem Leben. Sie werden Ihren Körper (wieder) lieben lernen und Sie werden die verblüffende Erfahrung machen, dass Sie attraktiver sind als Sie denken, wenn Sie aufhören, Ihren Körper mit ungesunden Nahrungsmitteln und schädlichen Essgewohnheiten zu quälen. Wenn Sie z. B. 10 kg abgenommen haben und registrieren, dass Sie plötzlich viel müheloser Sport treiben können und, dass Ihnen andere Menschen beeindruckt hinterherschauen, dann werden Sie dankbar an den Moment zurückdenken, in dem Sie die Herausforderung angenommen haben. Dieser Moment ist **j e t z t !**

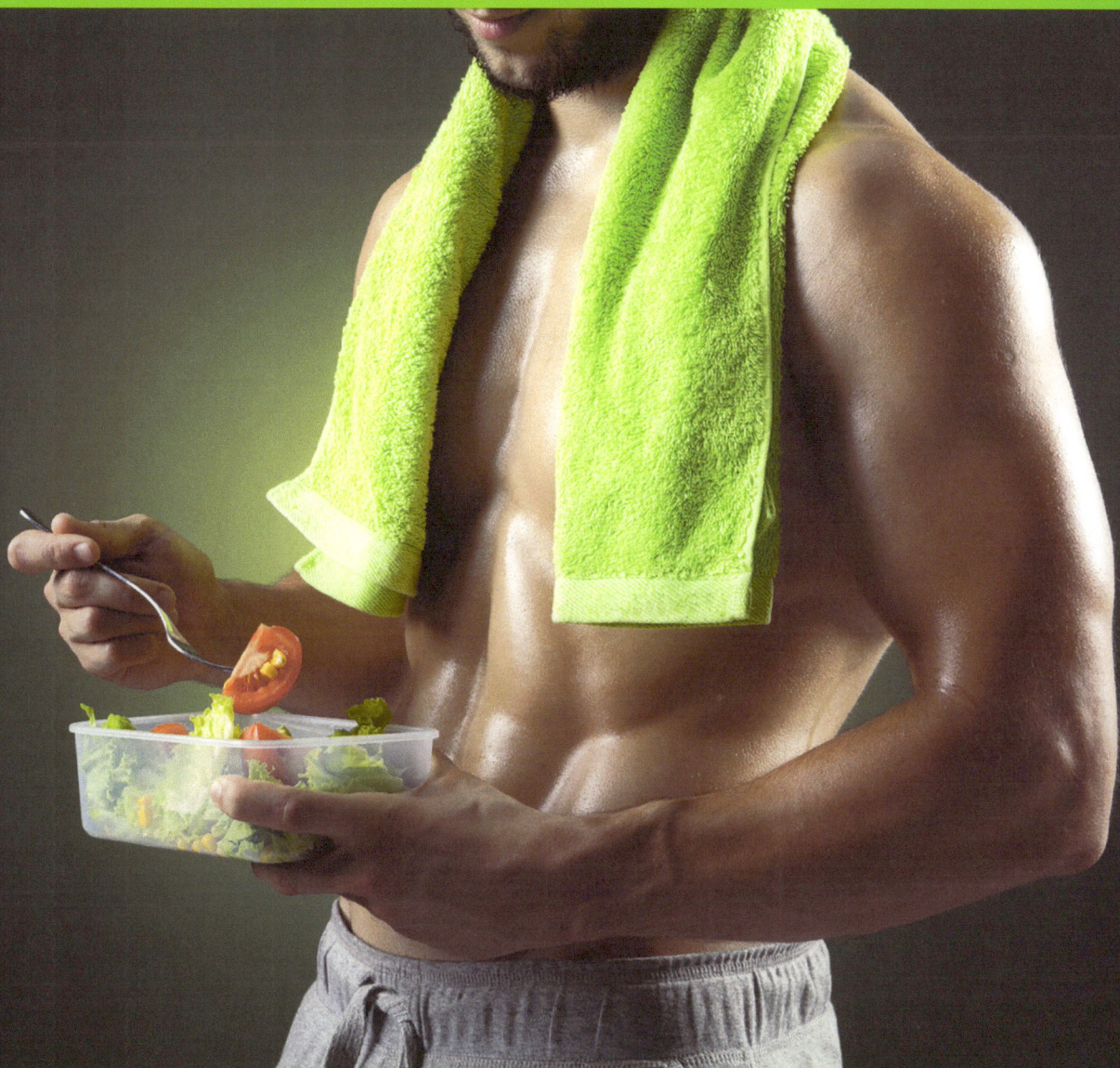

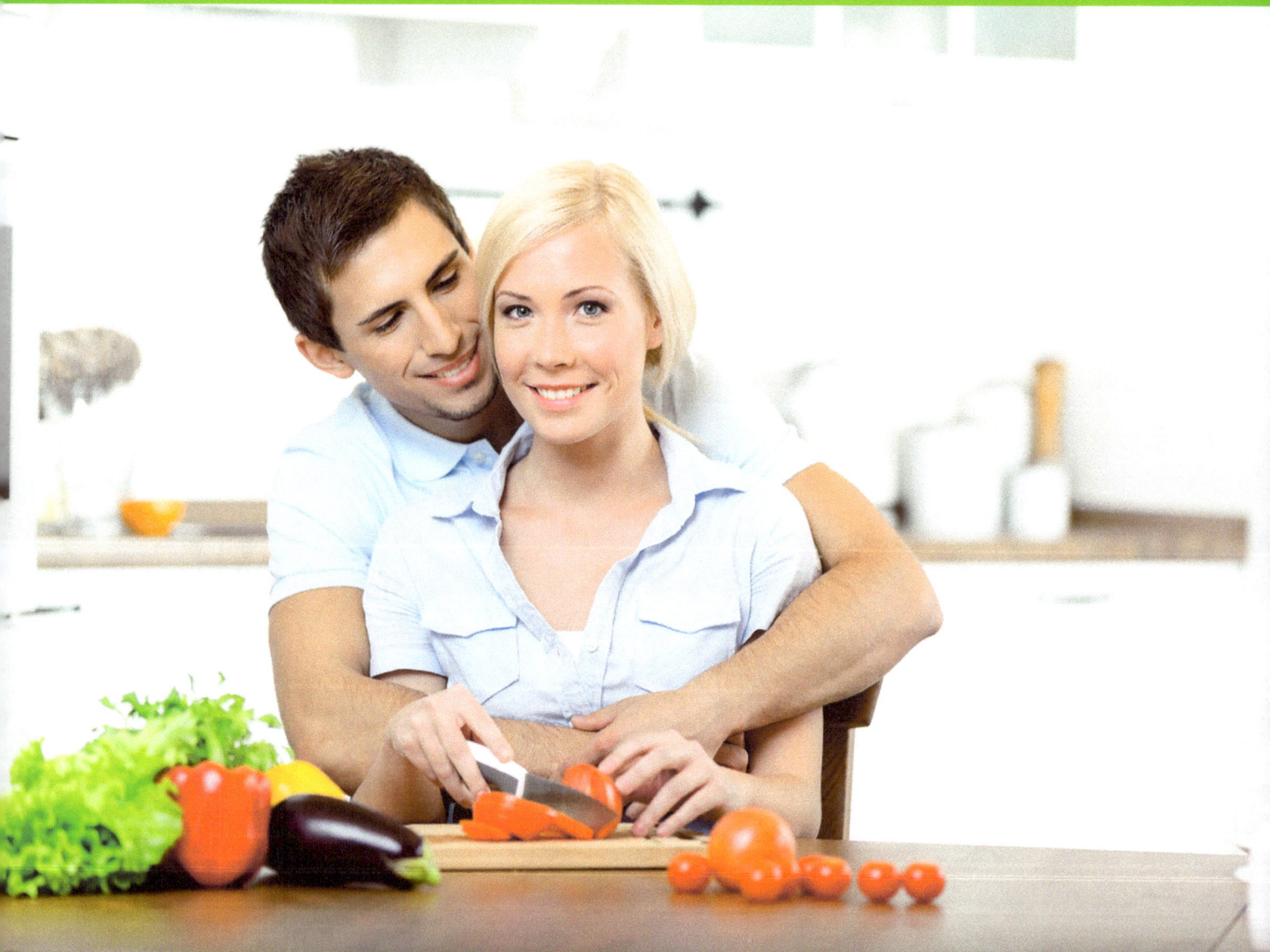

REZEPTE

SUPPEN-REZEPTE

Die asiatische Küche hält eine wahre Schatztruhe mit originellen Suppenrezepten bereit. Suppe findet sowohl als Vorspeise als auch als Hauptspeise Verwendung. Asiatische Suppen kennen nicht nur das markante süß-sauer Aroma sondern auch weitere Stilrichtungen von scharf bis herzhaft und pikant-fruchtig. Die gesamte Bandbreite an Zutaten findet Verwendung: Gemüse, Obst, Fleisch, Tofu und exotische Gewürze. Satt essen und abnehmen schließen sich nicht aus.

Die folgenden Suppenrezepte garantieren Geschmack und gute Sättigung mit optimaler Nährwertbilanz.

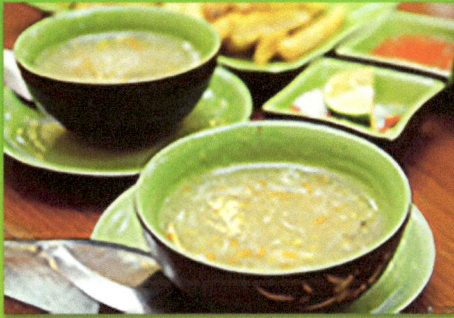
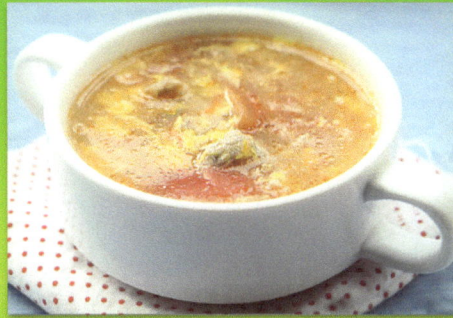
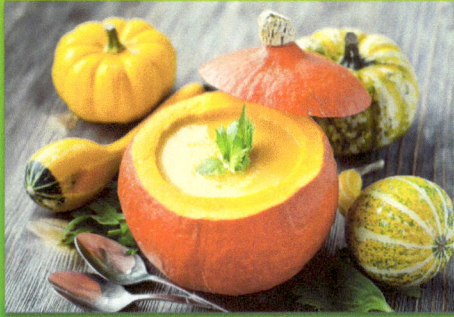
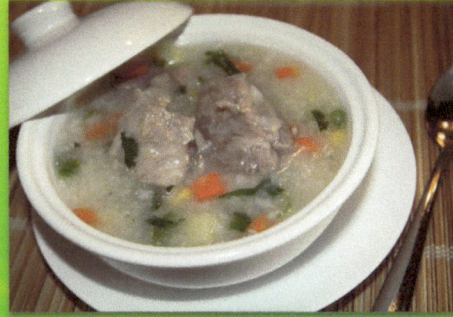
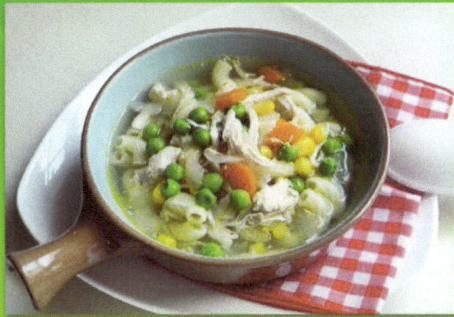
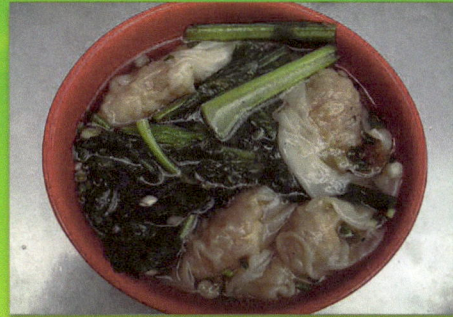
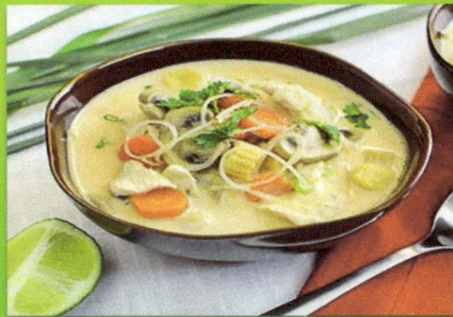

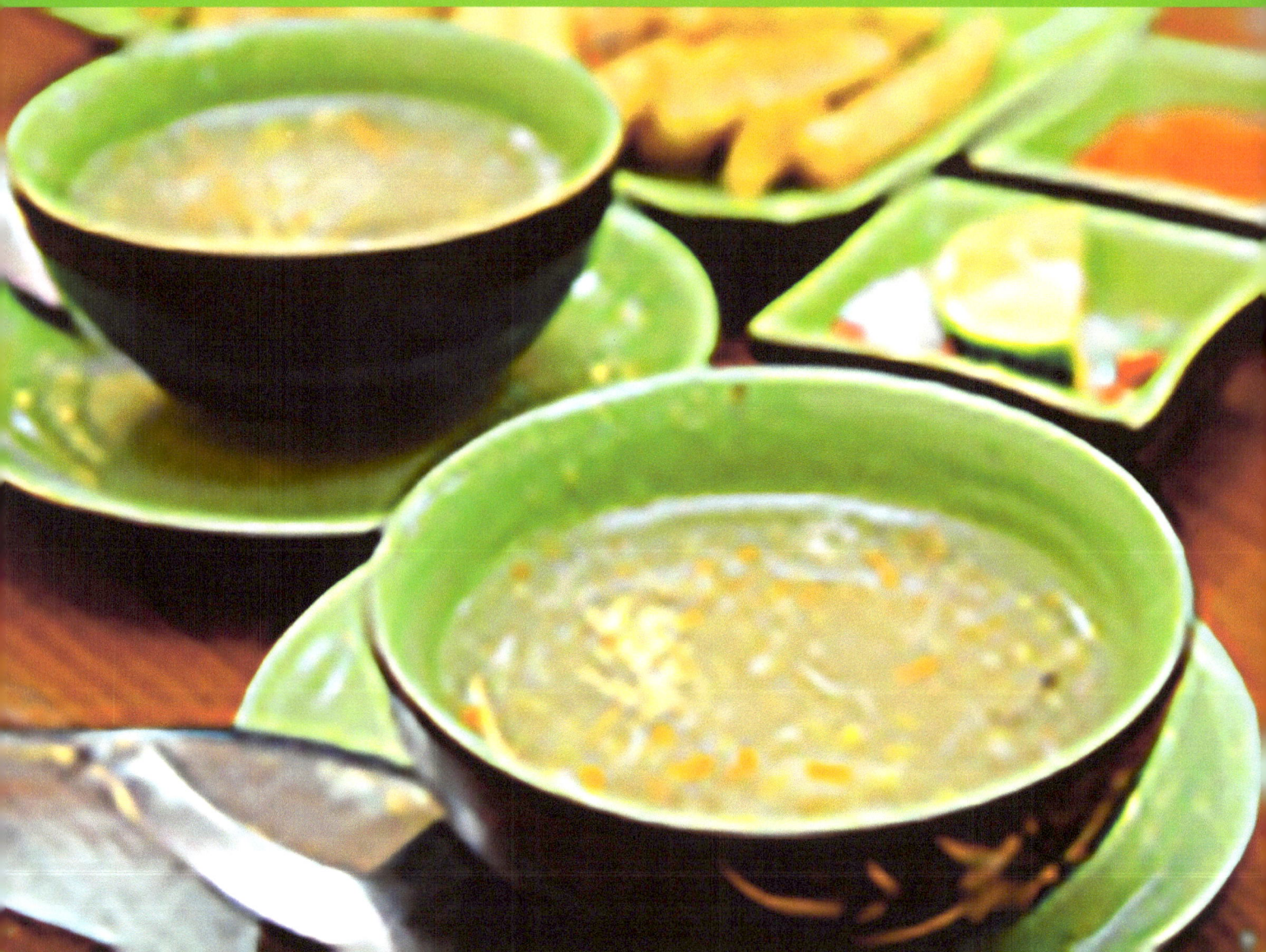

Maissuppe mit Hähnchenbrustfilet

Zum Wohlfühlen: eine Suppe für alle Gelegenheiten, leicht und sättigend!

Wussten Sie schon?

Mais versorgt den Körper mit einem ganzen Paket an wertvollen Nährstoffen, Vitaminen und Spurenelemtenten (u. a. Kalzium, Kalium, Phosphor und Eisen).

ZUTATEN

200 g Hühnchenbrustfilet

400 g Mais (Dose)

1 l Hühnerbrühe

4 Frühlingszwiebeln

2 Zehen Knoblauch

1 Stück Ingwer (ca. 30 g)

1 EL Sojasauce

2 EL Reisessig

1 EL Sesamöl (alternativ natives Olivenöl)

2 Eier

1 EL Speisestärke

Salz und Pfefferl

ZUBEREITUNG

1. Die Frühlingszwiebeln waschen, putzen und schräg in schmale Ringe schneiden. Die Zwiebeln fein hacken. Den Ingwer schälen und ebenfalls fein hacken. Knoblauch schälen und fein hacken. Den Mais abgießen und auf einem Sieb abtropfen lassen. Das Hähnchenfleisch waschen und trockentupfen.

2. Das Öl in einem großen Topf oder Wok erhitzen und die gehackten Zwiebeln, Knoblauch und Ingwer darin anbraten. Anschließend das Hähnchenfleisch hinzufügen, kurz anbraten und mit der Hühnerbrühe ablöschen. Aufkochen und ca. 20 Minuten abgedeckt bei niedriger Temperatur köcheln lassen. Dann das Fleisch herausholen, zur Seite stellen und abkühlen lassen.

3. Den Mais in den Topf geben und mit Sojasauce, Reisessig, Sesamöl, Salz und Pfeffer würzig abschmecken. Unter Rühren wieder aufkochen lassen.

4. Die Eier aufschlagen, verrühren und in einem dünnen Faden langsam in die Suppe gießen und gleichzeitig mit einer Gabel in eine Richtung zerpflücken. Die Speisestärke mit etwas Wasser glatt rühren und unter die Suppe ziehen.

5. Das Hähnchenfleisch in schmale Streifen zupfen und der Suppe hinzufügen. Nochmals mit Salz und Pfeffer abschmecken. Die Frühlingszwiebelringe darüber streuen und servieren.

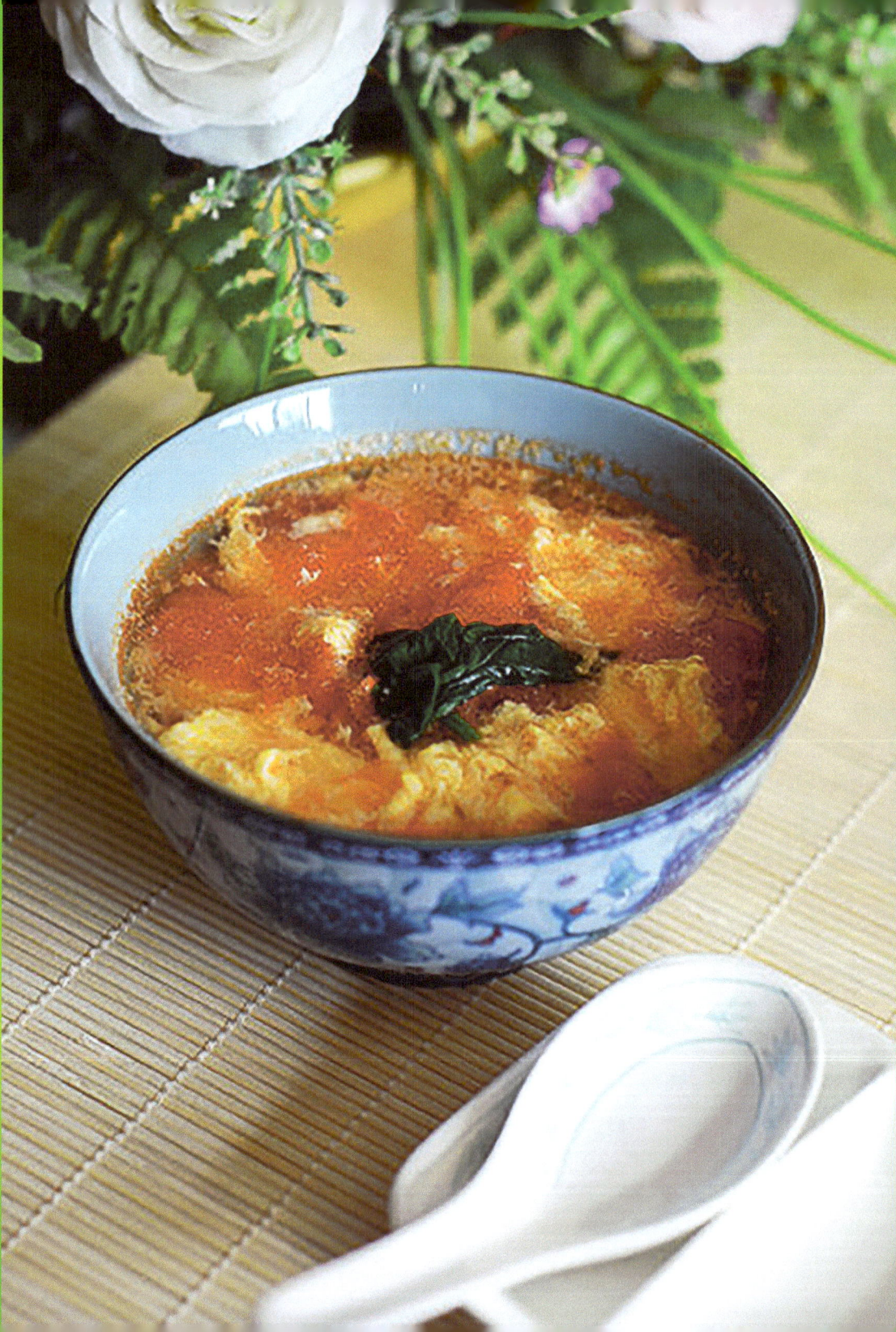

Tomatensuppe mit Geschnetzeltem

Sieht köstlich aus riecht verführerisch und schmeckt unwiderstehlich!

Wussten Sie schon?

Shiitake-Pilze punkten mit einem hohen Eiweißgehalt bei wenigen Kalorien und null Gramm Fett. An Vitaminen haben Shiitake-Pilze vor allem die Vitamine B12 und D zu bieten, die dem Nervensystem und den Knochen gut tun.

ZUTATEN

300 g Tomaten

200 g Geschnetzeltes (z.B. vom Rind oder Schwein)

30 g getrocknete Shiitakepilze

3 Eier

1,5 l Hühnerbrühe

1 EL Sojasauce

2 EL Sesamöl (alternativ natives Olivenöl)

1 TL Zucker (alternativ Steviapulver)

Salz und Pfeffer

2 TL Speisestärke

2 EL gehackter Schnittlauch

ZUBEREITUNG

1. Shiitakepilze ca. 20 Minuten in warmem Wasser einweichen. Anschließend ausdrücken und in schmale Streifen schneiden. Die Tomaten waschen, den Stielansatz entfernen und achteln. Die Eier aufschlagen und mit 1 EL Sesamöl verrühren und hinzufügen.

2. Das Fleisch waschen, trocknen und in schmale Streifen schneiden. Sojasauce und 1 EL Sesamöl miteinander vermischen und 1 TL Speisestärke darin glatt rühren. Mit Zucker, Pfeffer und Salz würzen und über das Fleisch geben, mehrmals wenden und ca. 15 Minuten marinieren lassen.

3. In einem Wok oder Topf etwas Öl erhitzen, Tomaten und Pilze darin dünsten bis die Tomaten weich sind. Danach die Hühnerbrühe in den Topf geben und langsam erhitzen.

4. Fleischstreifen aus der Marinade nehmen und in die erhitzte Hühnerbrühe geben. Aufkochen, dann auf niedriger Hitze ca. 15 Minuten weiter köcheln lassen. Die restliche Speisestärke mit etwas Wasser glatt rühren und langsam hinzufügen und kurz aufkochen lassen.

5. Die Eier langsam in einem dünnen Faden in die Suppe gießen, gleichzeitig mit einer Gabel zerpflücken. Mit Salz und Pfeffer abschmecken und mit Schnittlauch bestreut servieren.

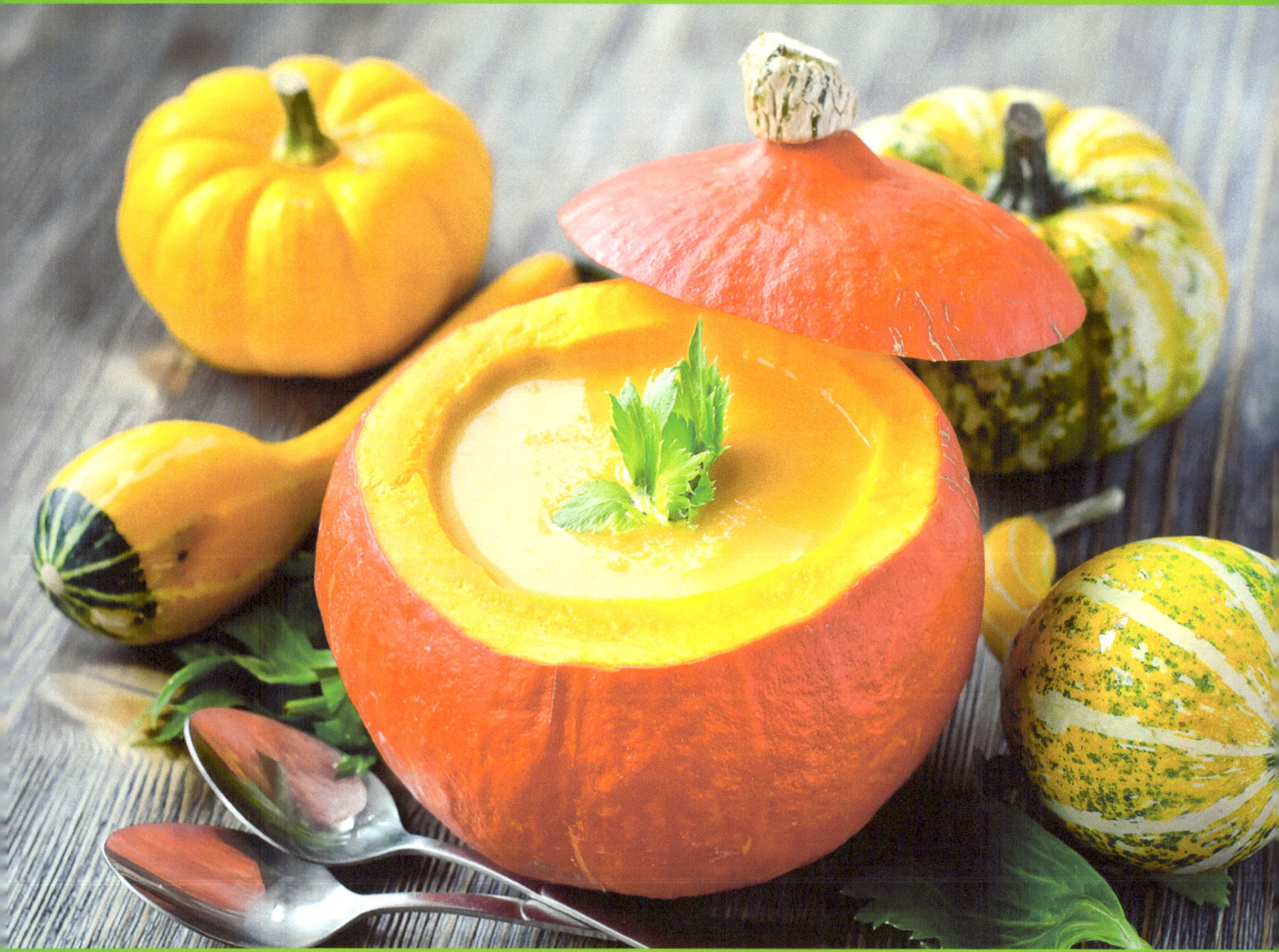

Kürbissuppe mit Krabben

In dieser Suppe steckt der Duft asiatischen Geschmacks!

Wussten Sie schon?

Das Kürbisfleisch ist sehr kalorienarm und kann aufgrund seiner guten Bekömmlichkeit hervorragend in der Diätküche als Schonkost oder für Kleinkinder zubereitet werden.

ZUTATEN

500 g Kürbis (Hokkaido)

200 g geschälte Krabben

400 ml Kokosmilch

800 ml Hühnerbrühe

2 Zweige Thai-Basilikum

2 Zehen Knoblauch

30 g Butter

Salz und Pfeffer.

ZUBEREITUNG

1. Kürbis halbieren und die Kerne und den faserigen Innenteil entfernen. Anschließend in grobe Würfel schneiden.

2. Die Krabben mit kaltem Wasser abspülen, abtropfen lassen und etwas trockentupfen. Knoblauch schälen und fein hacken.

3. Butter bei mittlerer Temperatur in einem Topf zergehen lassen. Knoblauch hinzugeben und unter Rühren kurz anbraten. Anschließend das Krabbenfleisch und die Kürbiswürfel hinzufügen, mit Salz und Pfeffer würzen und unter ständigem Rühren ca. 5 Minuten braten.

4. Mit der Brühe ablöschen, aufkochen und ca. 20 Minuten abgedeckt bei mittlerer Temperatur köcheln lassen. Dabei ab und zu umrühren. Das Kürbisfleisch soll am Ende der Garzeit weich sein.

5. Wenn Sie eine glatte Masse bevorzugen, können Sie die Suppe mit dem Pürierstab pürieren. Anschließend die Kokosmilch unterrühren. Nochmals einige Minuten kochen lassen und mit Salz und Pfeffer abschmecken. Kurz vor dem Servieren das klein gehackte Thai-Basilikum unterrühren.

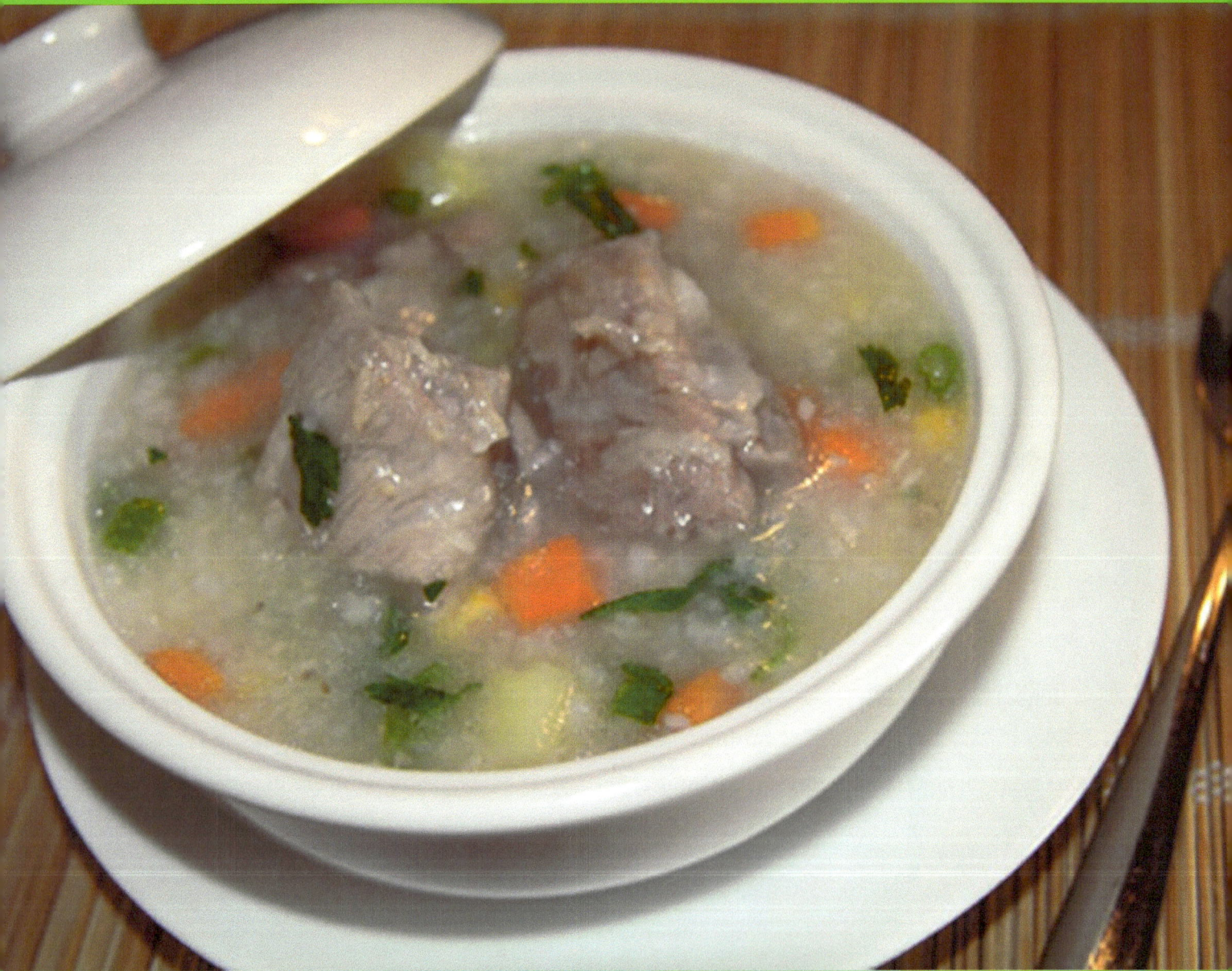

Reissuppe mit Rindfleisch & Gemüse

Einfach, aber köstlich - Ein schlanker Hochgenuss!

Wussten Sie schon?

Reis ist ein gesundes Lebensmittel, da er komplexe Kohlenhydrate enthält und lange satt macht. Er ist eine gute Alternative zu Weizenprodukten (z.B. Brot oder Nudeln).

ZUTATEN

250 g Basmatireis
250 g Rindergulasch
300 g Buttergemüse (TK, mit Erbsen, Karotten, Blumenkohl und Mais)
2 TL Gemüsebrühe
1 Stück Ingwer (ca. 30 g)
1 Zwiebel
2 Zehen Knoblauch
2 Frühlingszwiebeln
2 Zweige Koriandergrün (oder alternativ Dill)
Salz und Pfeffer
Zucker oder alternativ Stevia nach Belieben
natives Olivenöl.

ZUBEREITUNG

1. Das Rindergulasch unter fließendem Wasser waschen und in einen Topf geben. Die Zwiebel und den Ingwer schälen und ebenfalls zu geben. Mit ca. 2 l Wasser bedecken, mit etwas Salz würzen und zum Kochen bringen. Dabei mehrmals den Schaum abschöpfen. Dann auf niedriger Hitze ca. 10 Minuten weiter köcheln lassen.

2. In der Zeit den Knoblauch schälen und durch eine Presse drücken. Den Reis in einer Pfanne ohne Fett ca. 2 Minuten anrösten, dann Öl und Knoblauch hinzufügen und noch eine Minute mitbraten. Das Ganze zu dem kochenden Gulasch geben und 2 TL Instant-Gemüsebrühe hinzufügen und bei niedriger Hitze ca. 35 Minuten garen lassen. Dabei ab und zu durchrühren.

3. In der Zwischenzeit das Buttergemüse auftauen lassen. Die Frühlingszwiebeln putzen und in feine Ringe schneiden. Das Koriandergrün (alternativ Dill) waschen, trockenschütteln und fein hacken. Zwiebel und Ingwerstück aus der Suppe fischen und entsorgen.

4. Wenn das Fleisch weich ist und sich die Reiskörner blumenförmig geöffnet haben, das Buttergemüse hinzufügen und noch 5 Minuten weiter kochen lassen.

5. Die Reissuppe mit Salz, Pfeffer und Zucker bzw. Stevia abschmecken. Mit Koriander und Frühlingszwiebeln heiß servieren.

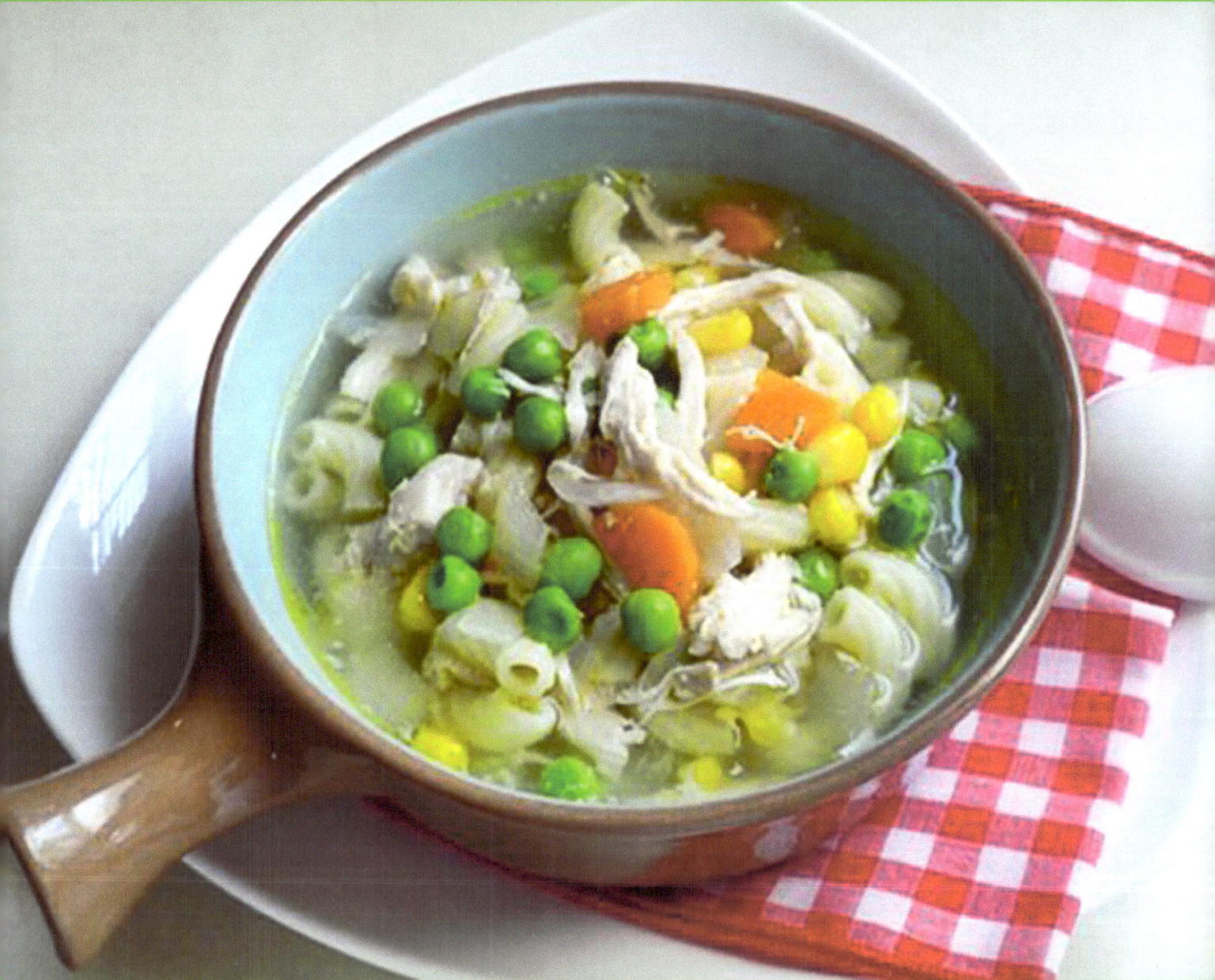

Nudelsuppe mit Hähnchen & Gemüse

Der Mix aus farbigen Gemüsesorten: ein Genuss für die ganze Familie!

Wussten Sie schon?

Wissenschaftler haben herausgefunden, dass gelbes und grünes Gemüse effektiv vorm Erblinden schützen kann. Die Pflanzenfarbstoffe Lutein und Zeaxanthin in Mais und Erbsen schützen vor der altersbedingten Erkrankung der Netzhaut und damit vor dem Erblinden

ZUTATEN

250 g Nudeln (Spirelli oder Farfalle)

2 Hähnchenkeulen

2 mittelgroße Karotten

1 Zwiebel

150 g Mais (Dose)

150 g Erbsen (Dose)

2 EL Gemüsebrühe (Instant)

2 EL natives Olivenöl

1 TL Korianderpulver

2 Zweige Koriander

Salz und Pfeffer

Zucker nach Belieben

ZUBEREITUNG

1. Die Nudeln nach Packungsanleitung gar kochen, abgießen und abtropfen lassen.

2. Hähnchenkeulen waschen, in einen Topf geben und mit 2 l Wasser bedeckt zum Kochen bringen. Nach oben steigenden Schaum mit einer Schaumkelle entfernen. Auf mittlerer Hitze ca. 15 Minuten kochen lassen. Danach die Hähnchenkeulen aus der Brühe nehmen, die Haut entfernen, das Fleisch von den Knochen lösen und zerkleinern.

3. In der Zwischenzeit die Karotten schälen und in kleine Würfel schneiden. Die Zwiebeln ebenfalls schälen und würfeln. Anschließend das Olivenöl in einem Topf erhitzen, Zwiebeln und Karotten hinzugeben und kurz anbraten. Den Mais und die Erbsen abgießen und ebenfalls hinzufügen. Mit Gemüsebrühe, Korianderpulver, Salz und Pfeffer (evtl. Zucker oder Stevia) würzen und unter Rühren ca. 3 Minuten dünsten.

4. Anschließen die abgeschäumte Brühe durch ein Sieb gießen, das Fleisch und die Nudeln hinzufügen und aufkochen lassen.

5. Den Koriander waschen, trocken schütteln, Blätter von den Stielen zupfen und hacken. Die Suppe nochmals abschmecken und mit gehacktem Koriander bestreuen und servieren.

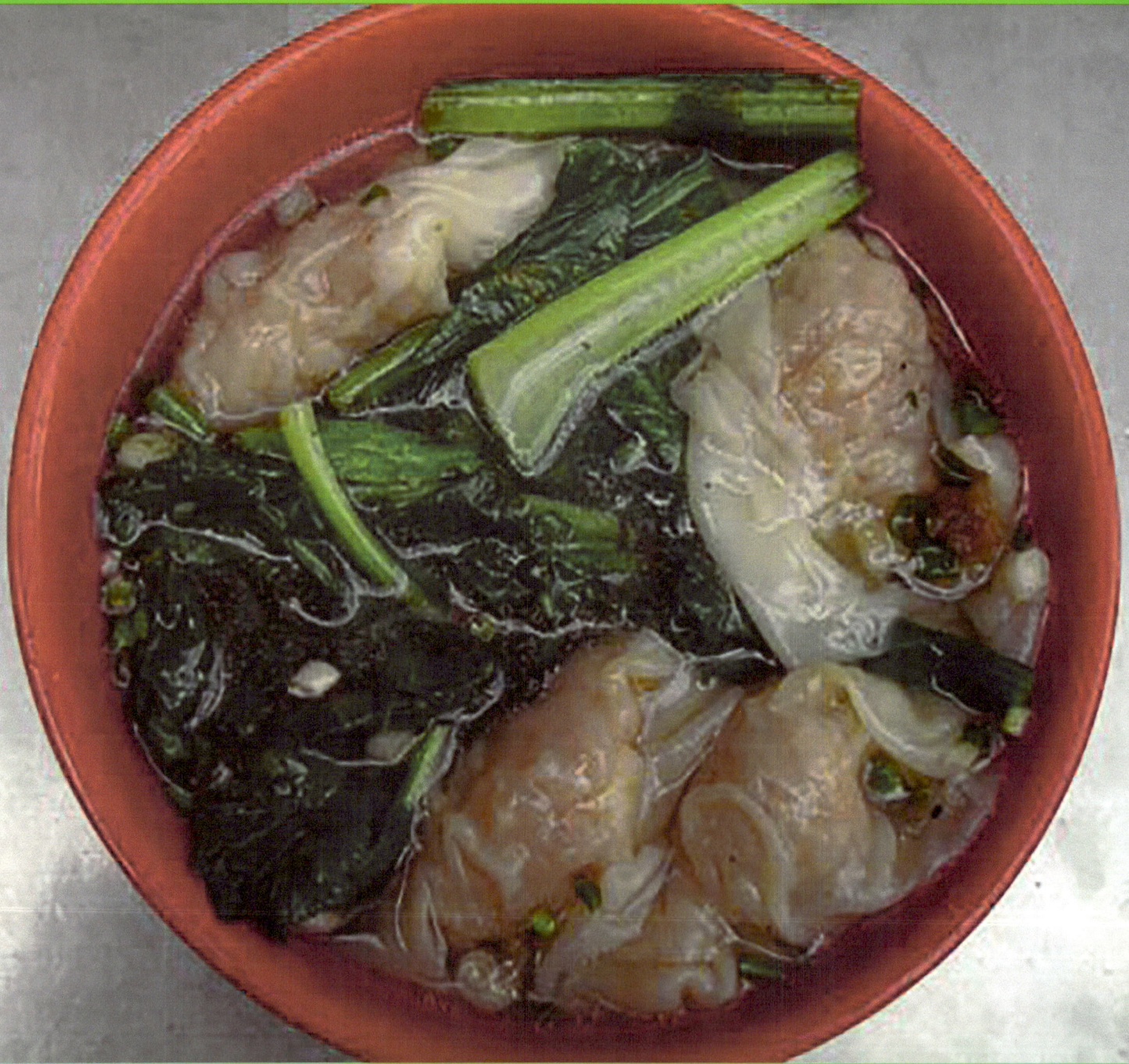

Wantan-Suppe mit Pak-Choi-Kohl

Chinesische Suppenklassiker -sowohl als Vorspeise als auch als Hauptgericht geeignet!

Wussten Sie schon?

Die kalorienarme Pak-Choi enthält jede Menge Folsäure – mehr als die Hälfte des Tagesbedarfs.

ZUTATEN

für die Wan-Tan:

1 Packung Wan-Tan-
Blätter (TK, rund)

150 g Krabben, geschält

150 g Schweinehackfleisch

2 Zehen Knoblauch

1 Stangel Staudensellerie

1 EL Seasamöl (alternativ
Olivenöl)

1 EL Sojasauce

1 Prise Pfeffer (weiß)

Für die Suppe:

2,5 l Rinderbrühe (instant)

300 g Pak-Choi-Kohl (alternativ Chinakohl)

1 EL Seasamöl (alternativ
Olivenöl)

1 EL Sojasauce

Salz und Pfeffer

Zucker oder Stevia

ZUBEREITUNG

1. Die Wan-Tan-Blätter unter einem feuchten Tuch auftauen lassen. Die Füllung zubereiten: Die Krabben auftauen lassen, waschen, abtrocknen und fein hacken. Knoblauch schälen und fein hacken. Den Staudensellerie putzen, waschen, trocknen, die Fäden ziehen und fein hacken. Das Hackfleisch in eine Schüssel geben, alle Zutaten mit den Gewürzen hinzufügen und sorgfältig verkneten.

2. Auf eine Hälfte der einzelnen Wan-Tan-Blätter je 1 TL Fülling geben, die andere Seite darüber schlagen und mit etwas Wasser befeuchtet fest andrücken.

3. Die Wan-Tan in einem Topf mit leicht kochendem Wasser und einem EL Öl in etwa 5-7 Minuten garen. Dann in ein Sieb abgießen und mit etwas kaltem Wasser abbrausen.

4. Den Pak-Choi-Kohl waschen und in grobe Stücke schneiden. In reichlich Salzwasser 3 Minuten blanchieren, abgießen, mit kaltem Wasser abschrecken und abtropfen lassen.

5. Die Rinderbrühe in einen großen Topf geben und zum Kochen bringen. Mit Sojasauce, Sesamöl, Salz, Pfeffer und eventuell Zucker würzig abschmecken. Den Pak-Choi-Kohl und die Wan-Tan in Schälchen verteilen, wenn nötig in der Mikrowelle kurz wieder erwärmen. Dann mit der Brühe auffüllen und servieren.

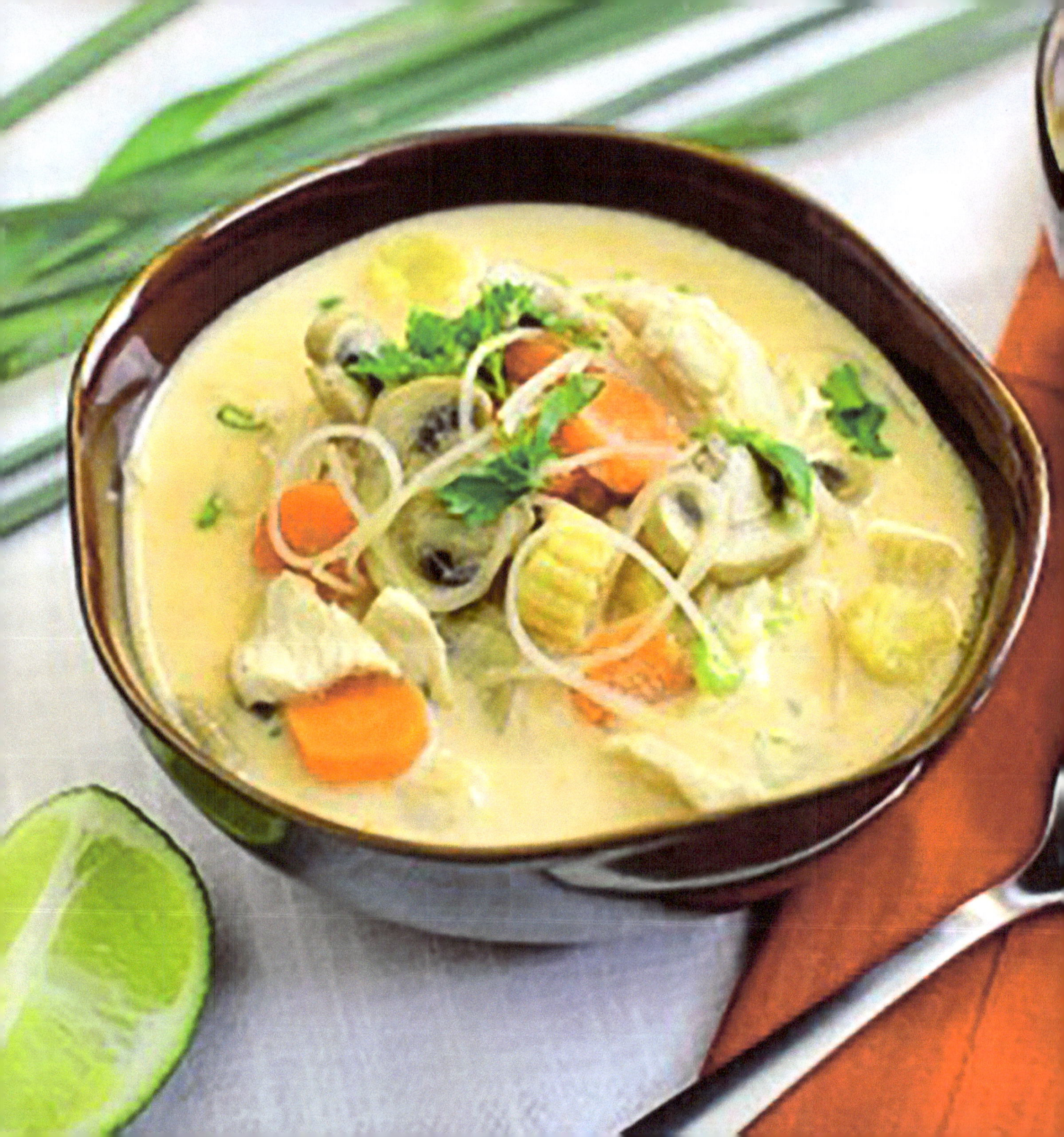

Champignonsuppe mit Hähnchen

Optisch und geschmacklich ein Gedicht!

Wussten Sie schon?

Obwohl Champignons praktisch fettfrei sind, liefern sie reichlich Vitamin D, das sonst fast nur in fettreichen Fischen vorkommt. Wer keinen Fisch mag, isst also am besten möglichst oft Champignons.

ZUTATEN

250 g Champignons
150 g Glasnudeln
150 g Hähnchenbrustfilet
150 g Babymaiskolben
2 mittelgroße Karotten
1 EL gehackte Zwiebeln
1 EL gehacktes Zitronengras
1 EL gehackter Ingwer
1 TL gehackte grüne Chilischote (optional falls Schärfe gewünscht)
400 ml Kokosmilch
1 l Hühnerbrühe
2 EL Fischsauce
1 Limette
2 Frühlingzwiebeln
2 Zweige Koriander
Salz und Pfeffer
Olivenöl

ZUBEREITUNG

1. In einem Topf etwas Öl erhitzen, die gehackten Zwiebeln, Zitronengras, Ingwer und Chilischote hinzufügen. So lange unter Rühren anbraten, bis die Zwiebel glasig ist. Mit der Hühnerbrühe ablöschen. Aufkochen und ca. 15 Minuten abgedeckt bei niedriger Temperatur köcheln lassen.

2. In der Zwischenzeit die Karotten schälen und in dünne Scheiben schneiden. Die Champignons putzen und in feine Scheiben schneiden. Die Babymaiskolben abtropfen lassen und in 1 cm dicke Stücke schneiden. Das Fleisch waschen, trocknen und in Stücke schneiden. Die Frühlingszwiebeln putzen und in feine Ringe schneiden. Koriander waschen, trockenschütteln und fein hacken.

3. Die Brühe in ein Sieb über einen anderen Topf gießen. Nun die Brühe wieder zum Kochen bringen. Die Fischsauce und die Hälfte der Kokosmilch zugeben und aufkochen lassen.

4. Die Karotten und das Fleisch in die Suppe geben und auf mittlerer Hitze ca. 5 Minuten kochen lassen. Danach die Champignons, Babymais und Nudeln hinzufügen und weitere 5 Minuten kochen lassen.

5. Restliche Kokosmilch in die Suppe geben und aufkochen lassen. Mit Limettensaft, Salz und Pfeffer abschmecken. Frühlingszwiebelringe und gehackter Koriander darüber streuen und servieren.

SALAT-REZEPTE

Auch in der asiatischen Küche spielen Salate eine wichtige Rolle. Bemerkenswert ist, dass es im Asienshop keine fertigen Salatdressings zu kauf gibt, weil dieses in der asiatischen Küche immer frisch zubereitet wird. Häufig finden auch Früchte und pikante Gewürze wie z.B. Ingwer Verwendung. Darüber hinaus gibt es Zutaten, die auch bei den Hauptgerichten eine Rolle spielen (z.B. Tofu, Fleisch oder Fisch). Daher sind die folgenden Salatrezepte auch gut geeignet als Hauptmahlzeiten. Insbesondere im Sommer, wenn man ohnehin weniger Appetit hat als im Winter, sind Salate eine echte Alternative.

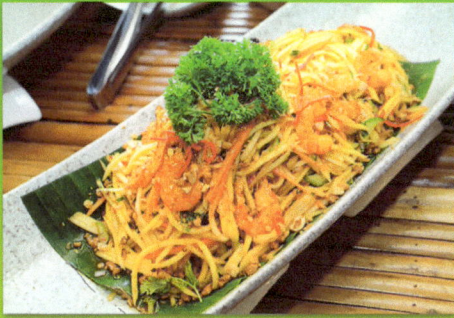
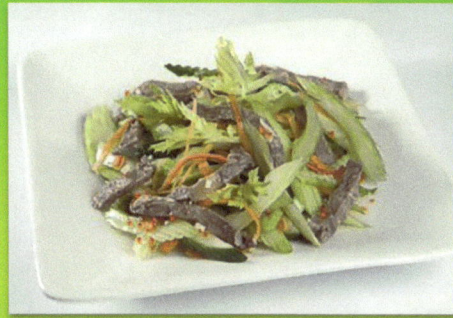
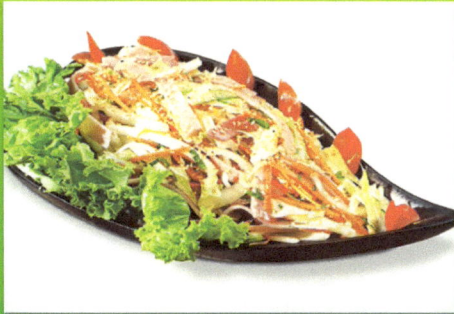
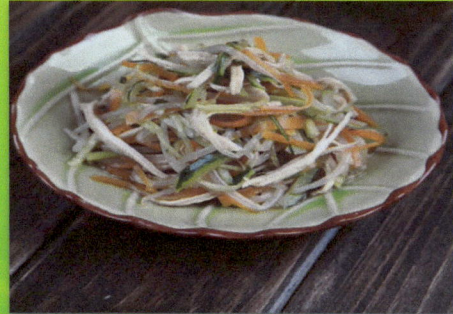
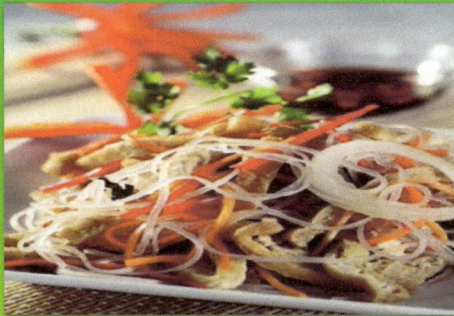
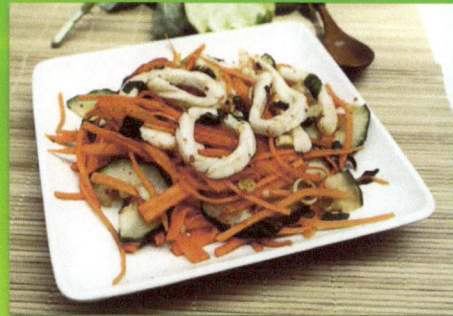
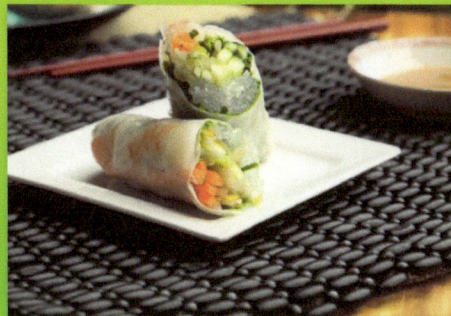

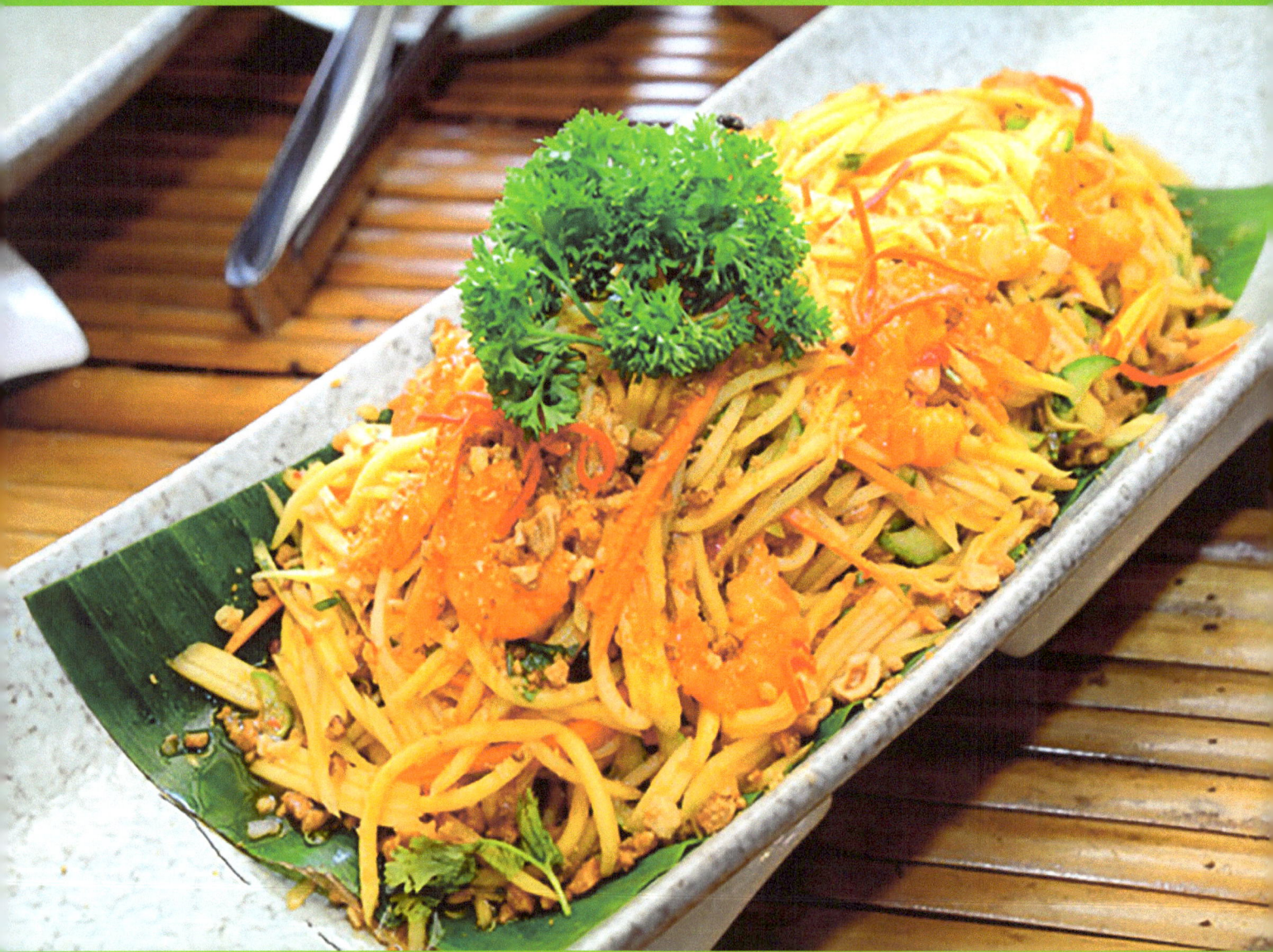

Mango-Salat mit Garnelen

Ohne Mühe zubereitet: Satt- und Fitmacher aus Südostasien!

Wussten Sie schon?

Mango enthält wenige Kalorien, liefert aber viele wertvolle Stoffe (u.a. Vitamin C, Kalium, Magnesium). Mango ist für eine Diät gut geeignet und lässt sich vielseitig bei einer gesunden Ernährung einsetzen.

ZUTATEN

1 große Mango
1 kleine Karotte
250 g Garnelen
2 Zweige Minze
2 Zweige Koriandergrün
oder Thai-Basilikum
3 EL geröstete ungesalzene Erdnusskerne
2 EL geröstete Zwiebeln
Salz und Pfeffer
Für das Dressing:
1 rote Chilischote
1 Zehe Knoblauch
2 EL Zucker
4 EL Limettensaft
2 EL Fischsauce

ZUBEREITUNG

1. Die Mango, Karotte schälen und in feine Streifen schneiden oder hobeln.

2. Die Garnelen mit sehr wenig Wasser gar dämpfen, ggf. schälen, den Darm entfernen und längs halbieren.

3. Das Dressing zubereiten: Knoblauch schälen und durch eine Presse drücken. Chilischote entkernen, fein hacken und mit Zucker, Limettensaft und Fischsauce in einer kleinen Schüssel sorgfältig miteinander glatt verrühren.

4. Minze, Koriandergrün oder Thai-Basilikum waschen, trockenschütteln, die Blätter abzupfen und fein hacken.

5. Alles in eine Schüssel geben, das Dressing hinzugen und alles gut durchmischen. Mit den gerösteten Erdnüssen und Zwiebeln bestreut servieren.

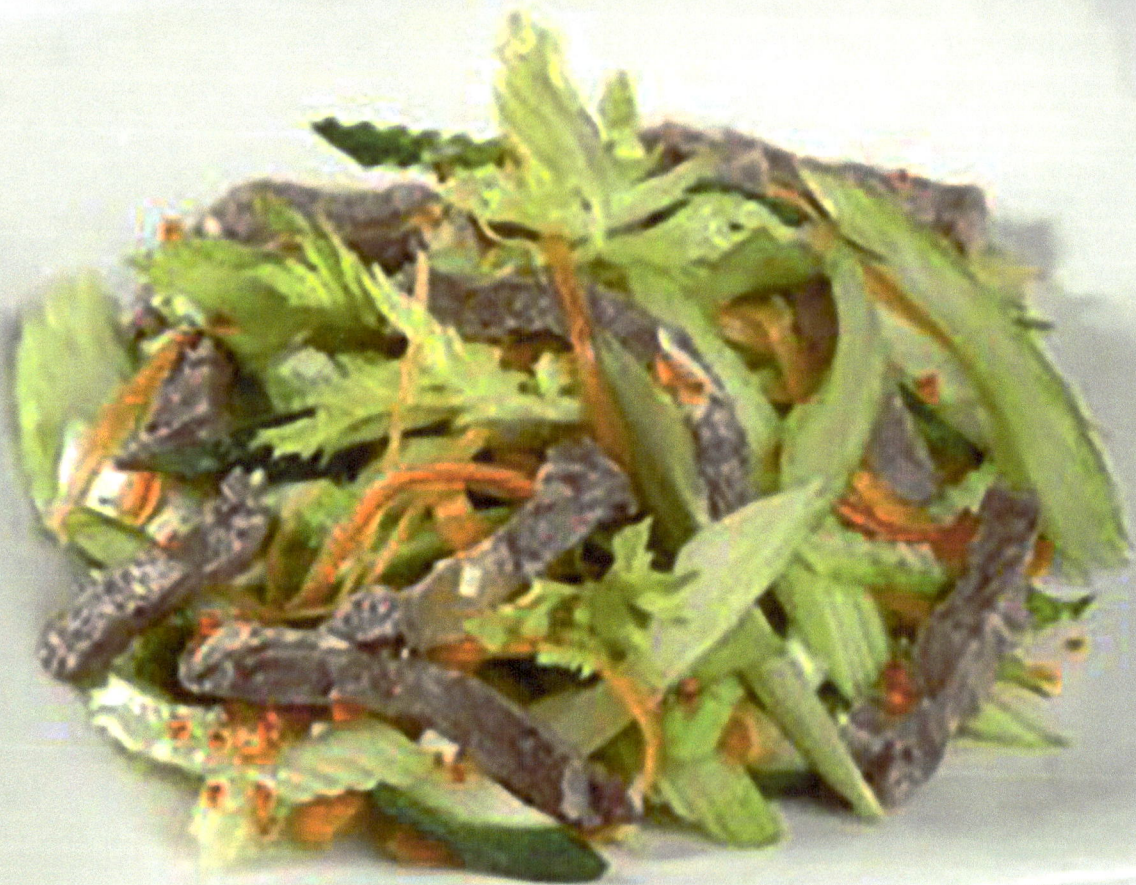

Staudensellerie-Salat mit Rindfleisch

Der asiatisch beeinflusste Salat: scharf und gesund!

Wussten Sie schon?

Sellerie hat einen hohen Anteil an ätherischen Ölen. Diese regen den Kreislauf an und liefern wichtige Mineralstoffe (u.a. Natrium, Kalzium, Kalium und Phosphor).

ZUTATEN

300 g Rindfleisch (Geschnetzeltes aus der Hüfte)

1 Bund Staudensellerie

1 rote Paprika

½ gelbe Chilischote

½ grüne Chilischote

1 Stängel Zitronengras

1 Stück Ingwer, (ca. 30 g)

2 Zweige Koriandergrün oder Thai-Basilikum

2 EL geröstete Sesamkörner

2 EL Sesamöl

Salz und Pfeffer

2 EL Zucker

Saft von 1 Limette

2 EL Fischsauce

ZUBEREITUNG

1. Das Rindfleisch waschen, trockentupfen und in fingerdicke Streifen schneiden. Das obere, untere Ende und holzige Außenblätter des Zitronengrases abschneiden und den Rest fein hacken, mit etwas Salz und Pfeffer unter das Fleisch mischen und 15 Minuten einziehen lassen. Danach in kochendem Wasser kurz garen. Abgießen und abkühlen lassen!

2. Staudensellerie waschen, trocknen und in fingerdicke Streifen schneiden und in eine Schüssel geben. Mit den Händen die Selleriestreifen wringen, so dass Sellerie-Saft auf das Fleisch tropft. Danach alles gut durchmischen.

3. Paprika, Chilischote und Ingwer in ganz feine Streifen schneiden. Koriandergrün oder Thai-Basilikum fein hacken. Alles in die Schüssel mit dem Fleisch und der Sellerie geben.

4. Mit Fischsauce, Zucker, Limettensaft, Sesamöl, Salz und Pfeffer würzig abschmecken.

5. Das Ganze gut durchmischen, kurz einziehen lassen und mit den gerösteten Sesamkörnern bestreut servieren.

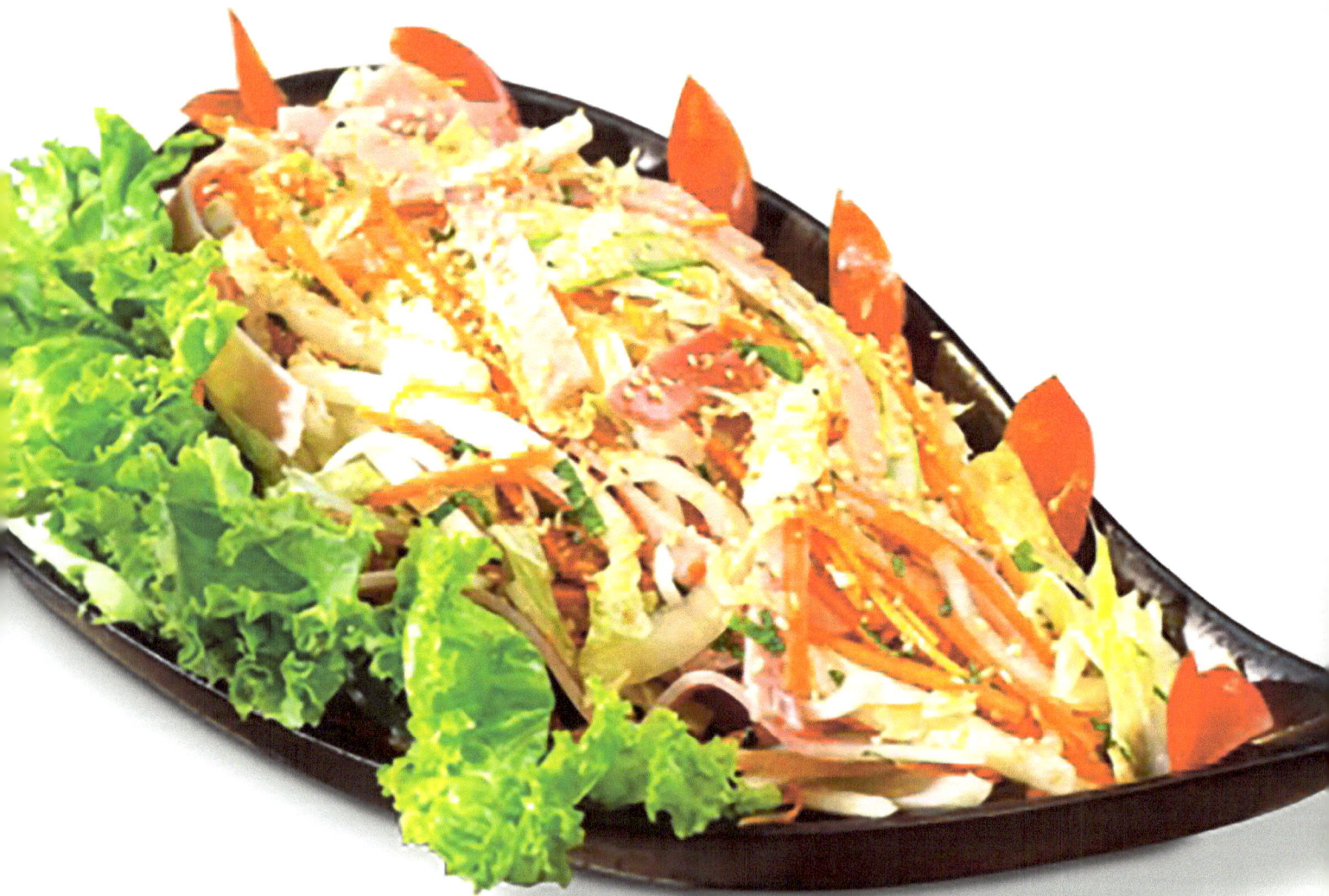

Chinakohl-Salat mit Kasseler

Eine unwiderstehliche Kombination asiatischer mit deutscher Küche!

Wussten Sie schon?

Wenn Sie eine ausgewogene Ernährung anstreben, ist Chinakohl ein wichtiger Bestandteil. Er ist reich an vielen Vitaminen und Mineralstoffen (z.B. Folsäure).

ZUTATEN

1 Chinakohl (ca. 500 g)

150 g Kasseler (Aufschnitt)

1 rote Zwiebel

2 Karotten

2 Tomaten

2 Zweige Koriandergrün

Salz und Pfeffer

1 Prise Chilipulver

1 Prise Ingwerpulver

2 EL geröstete Sesamkörner

2 EL Sesamöl

2 TL Zucker

2 TL Reisessig

ZUBEREITUNG

1. Den Chinakohl halbieren und den Strunk herausschneiden. Die Blätter gründlich waschen und quer in 1 cm breite Streifen schneiden. Anschließend den Kohl in eine Schüssel mit eiskaltem Wasser 5 Minuten einlegen und dann gut abtropfen lassen.

2. Die Zwiebeln schälen und in feine Ringe schneiden. Danach mit etwas Zucker bestreuen und etwas Reisessig beträufeln und 10 Minuten einziehen lassen.

3. Die Karotten schälen und hobeln oder in kurze schmale Stifte schneiden. Kasseler-Aufschnitt in Streifen schneiden. Die Tomaten waschen und in Achtel teilen. Die Korianderblätter abzupfen. Alles in eine Schüssel geben.

4. Nun das Dressing herstellen: Reisessig, Zucker, Sesamöl, Ingwerpulver, Chilipulver, Salz und Pfeffer zusammen glatt rühren bis der Zucker und die Pulver sich gut aufgelöst haben.

5. Das Dressing zu dem Salat hinzugeben und gut durchmischen. Mit den gerösteten Sesamkörnern bestreut servieren.

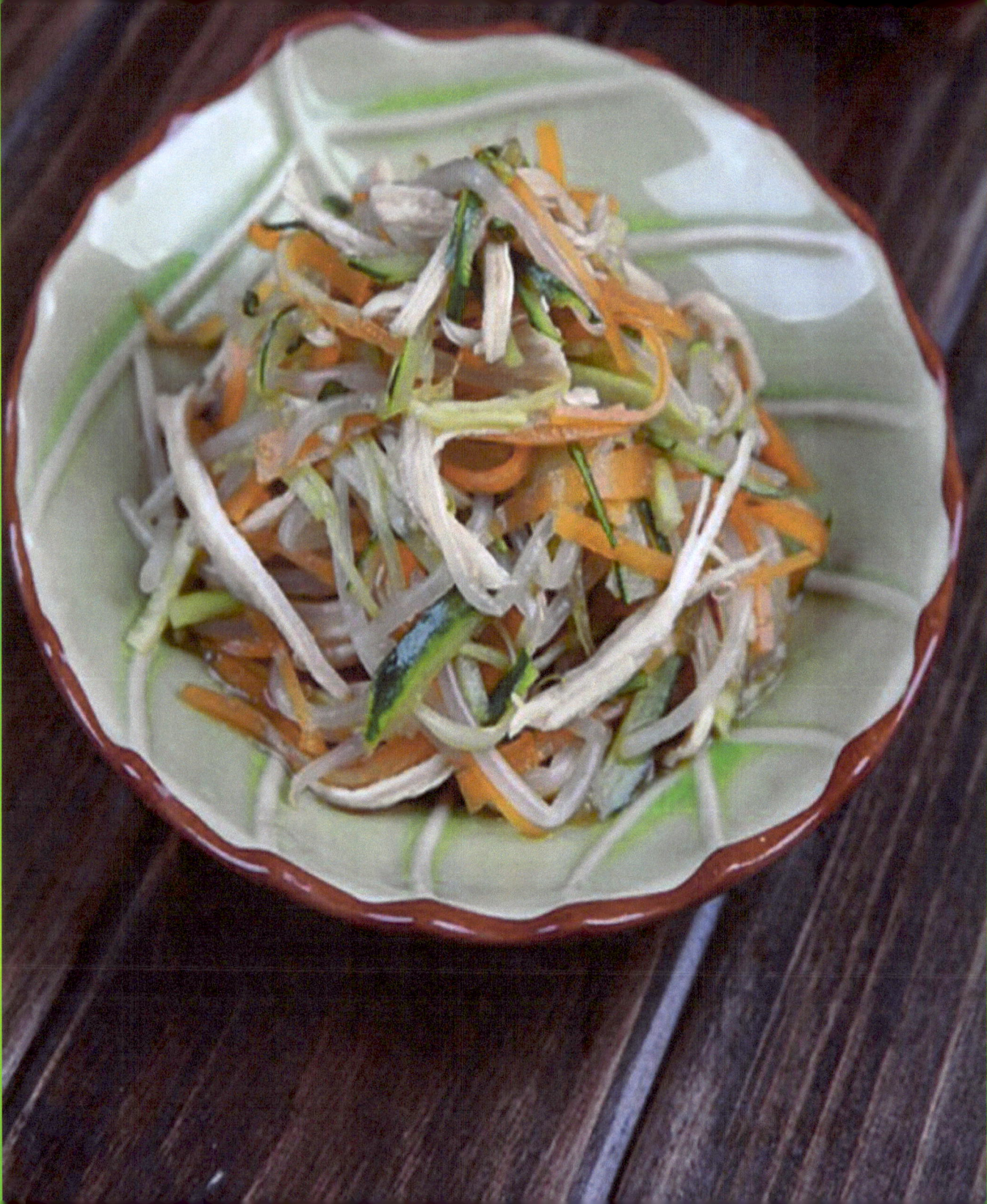

Sojasprossen-Salat mit Hähnchenbrustfilet

Asiatisch inspiriert und auch optisch ein Genuss!

Wussten Sie schon?

Sojasprossen haben rund 27 Kalorien je 100 g und hochwertige Inhaltsstoffe wie Eiweiß und Vitamin C+E, außerdem Eisen und Phosphor.

ZUTATEN

250 g Hähnchenbrustfilet

500 ml Geflügelbrühe

200 g Sojasprossen

1 Karotte

1 Gurke

für den Dip:

4 EL Sojasauce

2 EL Reisessig

1 TL Zucker

¼ TL schwarze Pfeffer

1 TL Sesamöl

1 TL gehackter Knoblauch

1 EL gehackter Schnittlauch

ZUBEREITUNG

1. Hähnchenfilet waschen, trockentupfen. Die Brühe in einem Topf zum Kochen bringen, das Fleisch einlegen und ca. 15 Minuten gar ziehen lassen. Anschließend das Fleisch aus der Brühe nehmen, abtropfen und auskühlen lassen und dann in feine Streifen schneiden.

2. Karotte schälen und hobeln oder in feine, lange Streifen schneiden. Gurke ebenfalls in Streifen schneiden. Sojabohnensprossen waschen und abtropfen lassen.

3. Geschnittene Karotte und Sojabohnensprossen in kochendem Wasser ganz kurz einweichen und direkt nach dem Kochen mit kaltem Wasser in einem Sieb überbrausen. Abtropfen lassen.

4. Dip zubereiten: Sojasauce, Reisessig, Zucker, Pfeffer, Sesamöl, gehackten Knoblauch und Schnittlauch in eine Schüssel geben und gut durchmischen.

5. Alle Salatzutaten auf verschiedene Teller verteilen und zusammen mit dem Dip in separaten Schüsseln servieren.

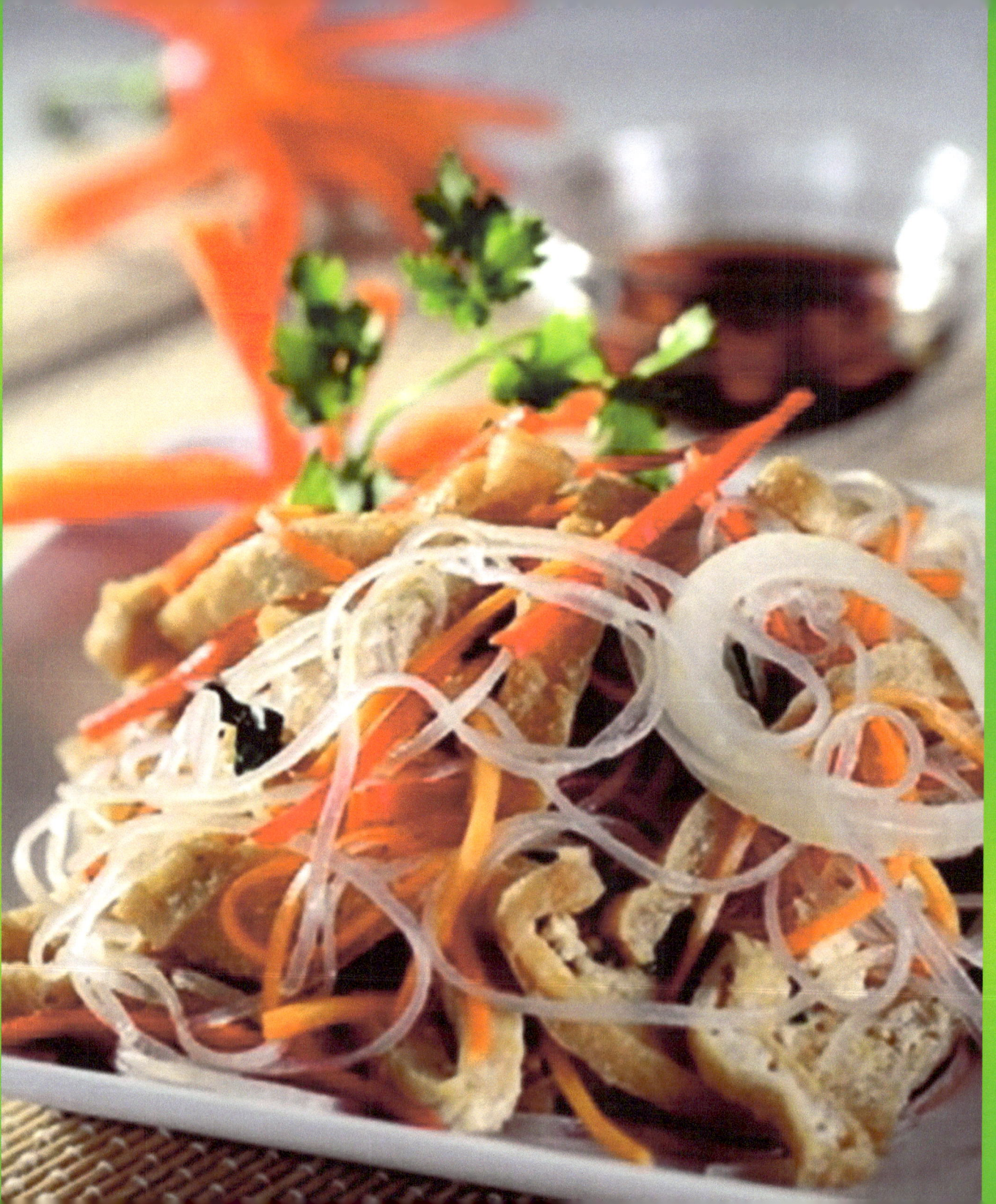

Glasnudel-Salat mit Tofu

Vegetarische Komplettmahlzeit im asiatischen Stil!

Wussten Sie schon?

Da Tofu nur 5% Kohlenhydrate und 15% Eiweiß enthält, eignet er sich hervorragend als Schlankmacher! Auch bei Veganern sehr beliebt.

ZUTATEN

150 g Glasnudeln
2 Stücke Tofu (ca. 250 g)
1 Karotte
1 Zwiebel
1 gelbe Paprika
2 TL Gemüsebrühe (Instant)
2 Zweige Koriandergrün oder alternativ Basilikum
2 EL Cashewnüsse (ungesalzen)

Für das Dressing

4 EL Sojasauce oder alternativ Maggi Würze
1 EL Zucker
1 EL Zitronensaft
1 Chilischote
1 Zehe Knoblauch

ZUBEREITUNG

1. Wasser (1,5 l) mit Gemüsebrühe in einem Topf zum Kochen bringen und Glasnudeln in die kochende Brühe geben und ca. 10 Min. garen. Die Nudeln sollten noch Biss haben nach dem Kochen. Dann in einem Durchschlag oder Sieb mit kaltem Wasser kühlen und gut abtropfen lassen.

2. Den Tofu trockentupfen, in 1 cm dicke Scheiben schneiden und unter gelegentlichem Wenden in etwas Öl in der Pfanne goldbraun braten. Abkühlen lassen und in Streifen schneiden.

3. Karotte, Zwiebeln und Paprika in feine, lange Streifen schneiden. Danach mit etwas Zucker und Zitronensaft würzen und einziehen lassen.

4. Das Dressing zubereiten: Knoblauch schälen und durch eine Knoblauchpresse drücken. Chilischote entkernen, in feine Stücke hacken und mit Zucker, Zitronensaft und Sojasauce in einer kleinen Schüssel sorgfältig miteinander verrühren.

5. Glasnudeln und Tofu in eine Schüssel geben und die Karotte, Zwiebel und Paprika hinzufügen. Koriandergrün (oder alternativ Basilikum) abzupfen, fein hacken und hinzugeben und gut durchmischen. Kurz vor dem Servieren mit dem Dressing übergießen und die Cashewnusskerne hinzufügen.

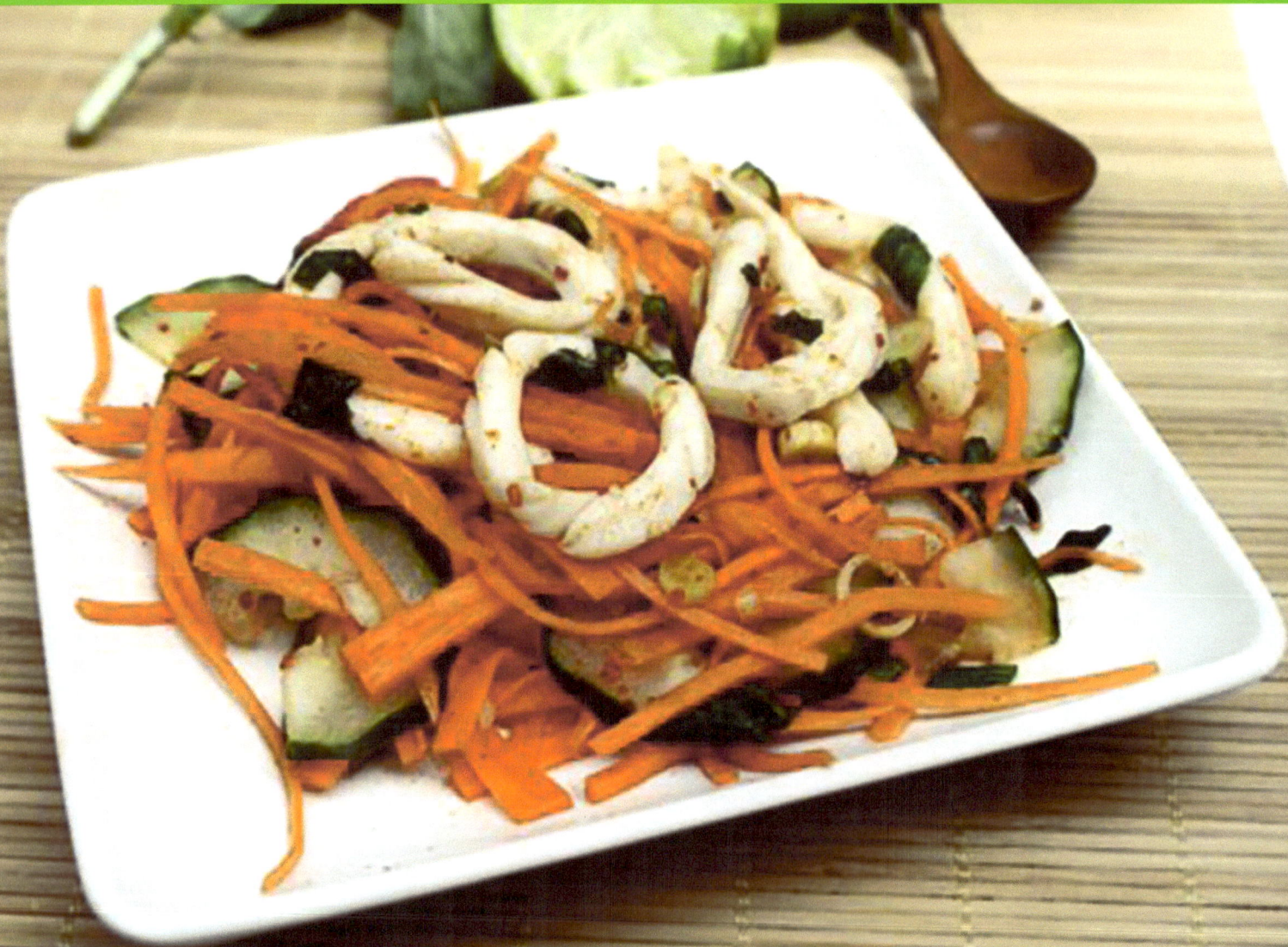

Zucchini-Salat mit Tintenfisch

Das Duett Fisch & Salat macht sich ideal als leichtes Abendessen!

Wussten Sie schon?

Zucchini sind kalorienarm mit nur 31 Kalorien pro 100 g. Sie verfügen aber über viele Mineralstoffe (u.a. Jod, Phosphor und Kalzium) und viel Vitamin B1 und C.

ZUTATEN

250 g Tintenfisch (tiefgefroren oder frisch)

2 kleine Zucchini

1 Karotte

1 Stängel Zitronengras

1 Prise Chilipulver

1 Chilischote

2 Zweige Koriandergrün

2 Zweige Thai-Basilikum

2 EL Zucker

2 EL Zitronensaft

2 EL Fischsauce

Salz und Pfeffer

ZUBEREITUNG

1. Zucchini waschen, von Stiel- und Blütenansätzen befreien und in dünne Scheiben hobeln. In eine Schüssel mit etwas Salz geben, durchmischen und ca. 1-2 Stunden einziehen lassen (noch besser über Nacht).

2. Tintenfisch erforderlichenfalls auftauen und waschen. Wasser in einem Topf zum Kochen bringen, den Tintenfisch einlegen und ca. 10 Minuten gar ziehen lassen. Danach herausnehmen, auskühlen lassen und in Ringe schneiden soweit noch nicht so gekauft.

3. Karotte schälen und hobeln oder in feine, lange Streifen schneiden. Das Zitronengras putzen, holzige Enden entfernen und in ganz feine Ringe schneiden. Koriandergrün und Thai-Basilikum waschen, trockenschütteln und fein hacken. Die Chilischote entkernen und ebenfalls fein hacken.

4. Die gesalzenen Zucchini in einem Sieb bei laufendem Wasser waschen und gut abtropfen lassen.

5. Alle Salatzutaten in eine Schüssel geben. Chilipulver, Pfeffer, Zucker, Zitronensaft und Fischsauce hinzufügen, gut durchmischen und servieren.

Tipp: Zucchini können auch durch Gurken ersetzt werden

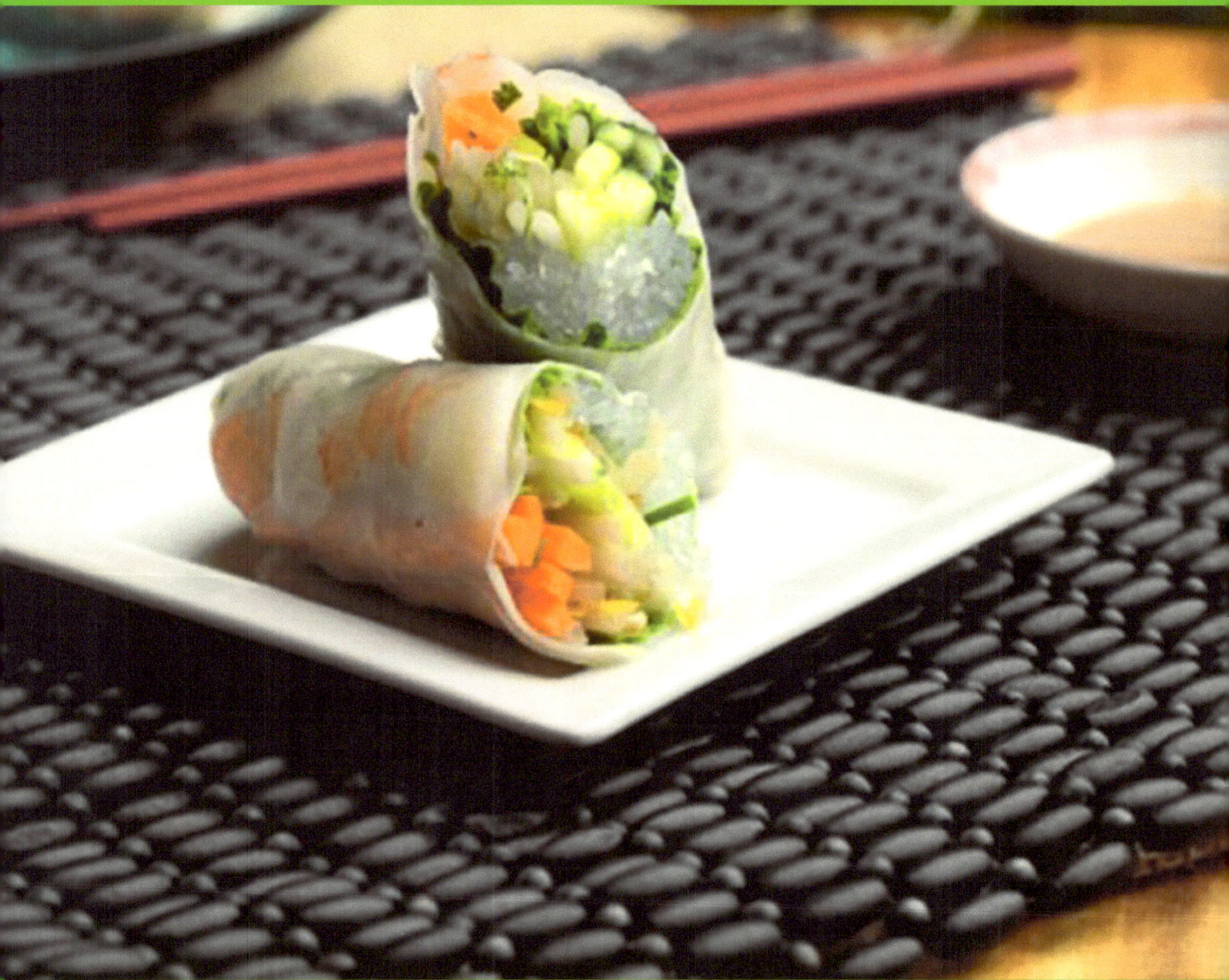

Avocado-Salatrollen mit Lachsfilet

Hinreißender Hingucker, tolles Fingerfood zum Genießen!

Wussten Sie schon?

Satte 11 Vitamine und 14 Mineralstoffe liefert die Avocado, außerdem noch wertvolle ungesättigte Fettsäuren. Diese senken den Blutfettspiegel, beugen Thrombosebildung vor und sorgen damit für ein gesundes Herz-Kreislaufsystem.

ZUTATEN

400 g Lachsfilet ohne Haut

2 Stücke Avocado

2 große Karotten

1 Stück Gurke

10 Blätter Eisbergsalat

12-16 Blätter Reispapier

Wasabi-Paste

Sojasauce zum Dippen

eingelegter Ingwer

ZUBEREITUNG

1. Den Lachs auftauen lassen, kalt abspülen, trockentupfen und in schmale Streifen schneiden. Anschließend auf einen Teller legen und abgedeckt in der Mikrowelle bei 900 W ca. 3 Minuten garen.

2. Avocado schälen, längs halbieren und den Stein entfernen. Fruchtfleisch in feine Streifen schneiden.

3. Die Karotte schälen und in feine, lange Streifen schneiden. Die Gurken entkernen und ebenfalls in lange Streifen schneiden. Den Eisbergsalat waschen und trockentupfen, dicke Rippen kegelförmig herausschneiden.

4. Die Reispapierblätter mit Wasser bestreichen bis sie geschmeidig werden. Mit je einem Salatblatt belegen. In die Mitte jeweils 1-2 Lachs-Streifen, Avocado-Spalten, Karotte und Gurke geben. Die kurzen Seiten des Reisblattes einschlagen und fest aufrollen.

5. Die Röllchen halbieren und mit Sojasauce, Wasabi und eingelegtem Ingwer servieren.

TOFU-REZEPTE

Tofu ist ein hochwertiger pflanzlicher Eiweißlieferant und spielt in der asiatischen Küche eine wichtige Rolle.[24] Er wird aus der Sojabohne hergestellt und enthält neben ca. 15% pflanzlichem Eiweiß noch Wasser und Salz. Er hat eine käseähnliche Konsistenz und kommt in unterschiedlichen Varianten vor. Tofu gilt als eines der gesündesten Lebensmittel der Welt und ist insbesondere für die Vermeidung von Übergewicht ein unschätzbar wertvoller Baustein.

Tofu kann sowohl gebraten als auch gekocht werden. In Kombination mit Gemüse, Fleisch oder Fisch eignet er sich auch als Bestandteil von Salat. Er findet sowohl in Hauptspeisen als auch in Beilagen Verwendung.

Im Folgenden finden Sie insgesamt 7 köstliche Rezepte mit Tofu. .

---

[24] Ich verweise an dieser Stelle auf ein weiteres Buch von mir, das ich ausschließlich dem Thema Tofu gewidmet habe: „**Tofu for Fit**". Sie finden das Buch unter dem folgenden Kurzlink bei Amazon: http://goo.gl/Rkb88D

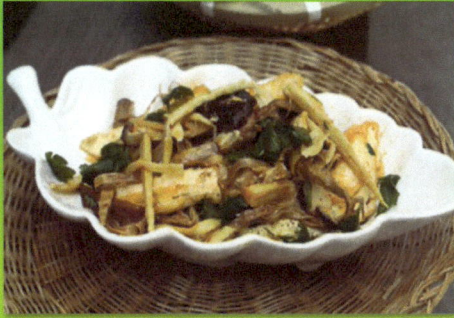
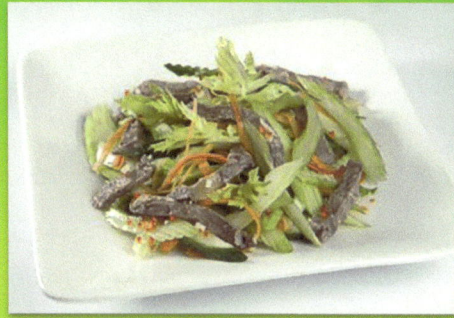
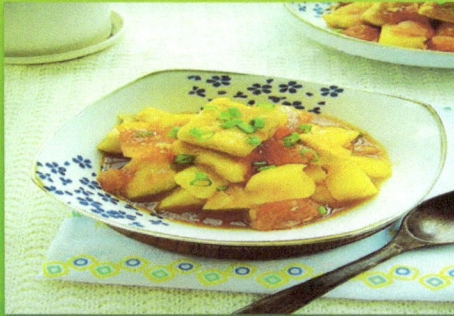
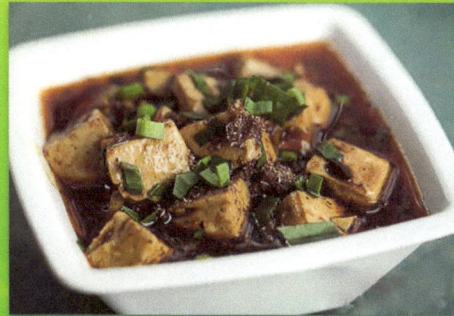
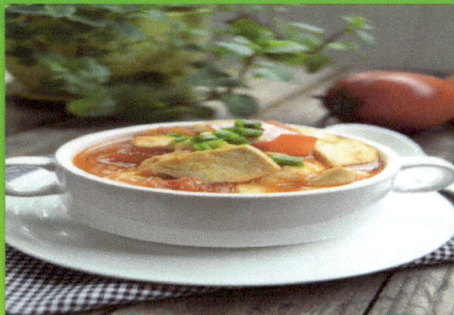
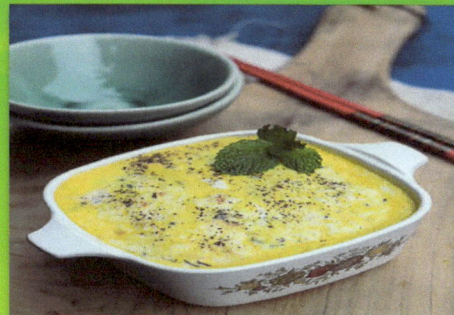
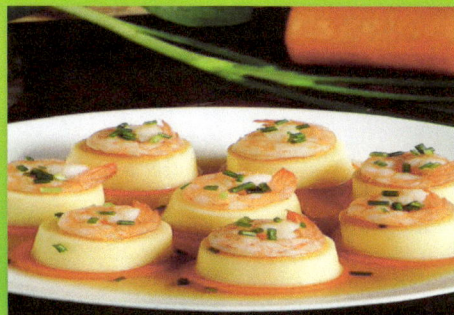

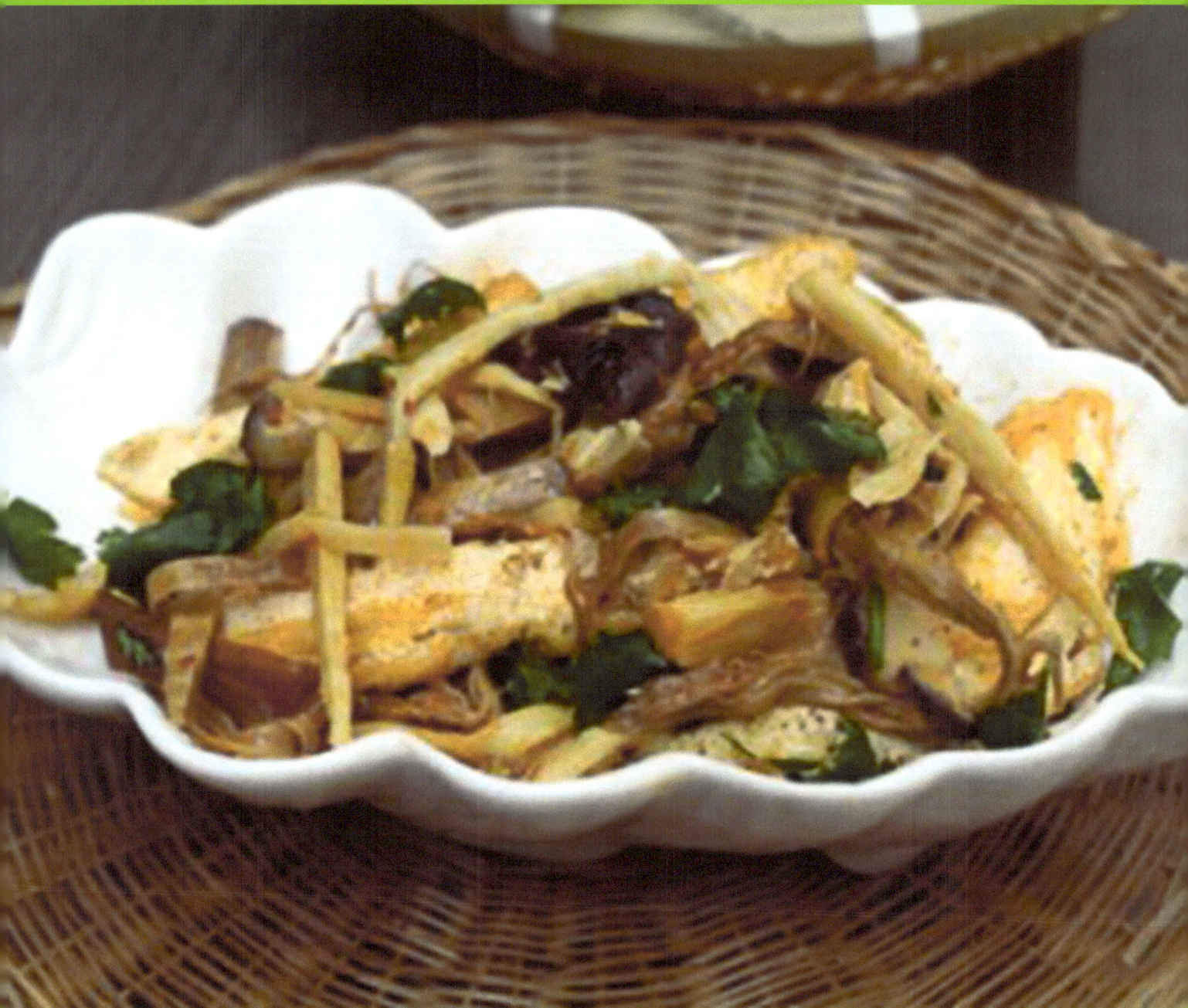

Tofu mit Bambussprossen

Vegetarisch, würzig, aromatisch und sättigend!

Wussten Sie schon?

Bambussprossen sind besonders empfehlenswert für alle, die ein paar Kilo abnehmen möchten. Denn sie enthalten zu rund 90 % Wasser, sehr wenige Kalorien, kaum Fett und liefern nur sehr kleine Mengen Kohlenhydrate.

ZUTATEN

400 g Schwammtofu

200 g Bambussprossen

30 g getrocknete Shiitakepilze

3 Zweige Koriandergrün

2 Frühlingszwiebeln

2 Schalotten

2 EL Sojasauce

1 TL Gemüsebrühe (Instant)

2 EL natives Olivenöl

Salz, Pfeffer, Zucker, Chilipulver

ZUBEREITUNG

1. Den Tofu trockentupfen, in 1 cm dicke Scheiben schneiden und unter gelegentlichem Wenden in etwas Olivenöl in der Pfanne goldgelb braten. Abkühlen lassen und in Streifen schneiden.

2. Shiitakepilze 30 Minuten in warmem Wasser einweichen. Anschließend ausdrücken und in schmale Streifen schneiden.

3. Die Bambussprossen abgießen, abtropfen lassen und in schmale Streifen schneiden. Koriandergrün abzupfen und klein hacken. Die Frühlingszwiebeln putzen und mit dem hellgrünen Lauch in feine Ringe schneiden. Die Schalotten schälen und fein hacken.

4. Das Olivenöl in der Pfanne erhitzen, Schalotten hinzugeben und kurz anbraten. Anschießend Tofu, Bambussprossen und Shiitakepilze hinzufügen, mit Sojasauce und Gemüsebrühe würzen und unter ständigem Rühren ca. 3-5 Minuten garen.

5. Koriandergrün und Frühlingszwiebeln dazugeben. Mit Salz, Pfeffer, Zucker und Chilipulver abschmecken und sofort servieren. Dazu passt frisch gekochter Reis.

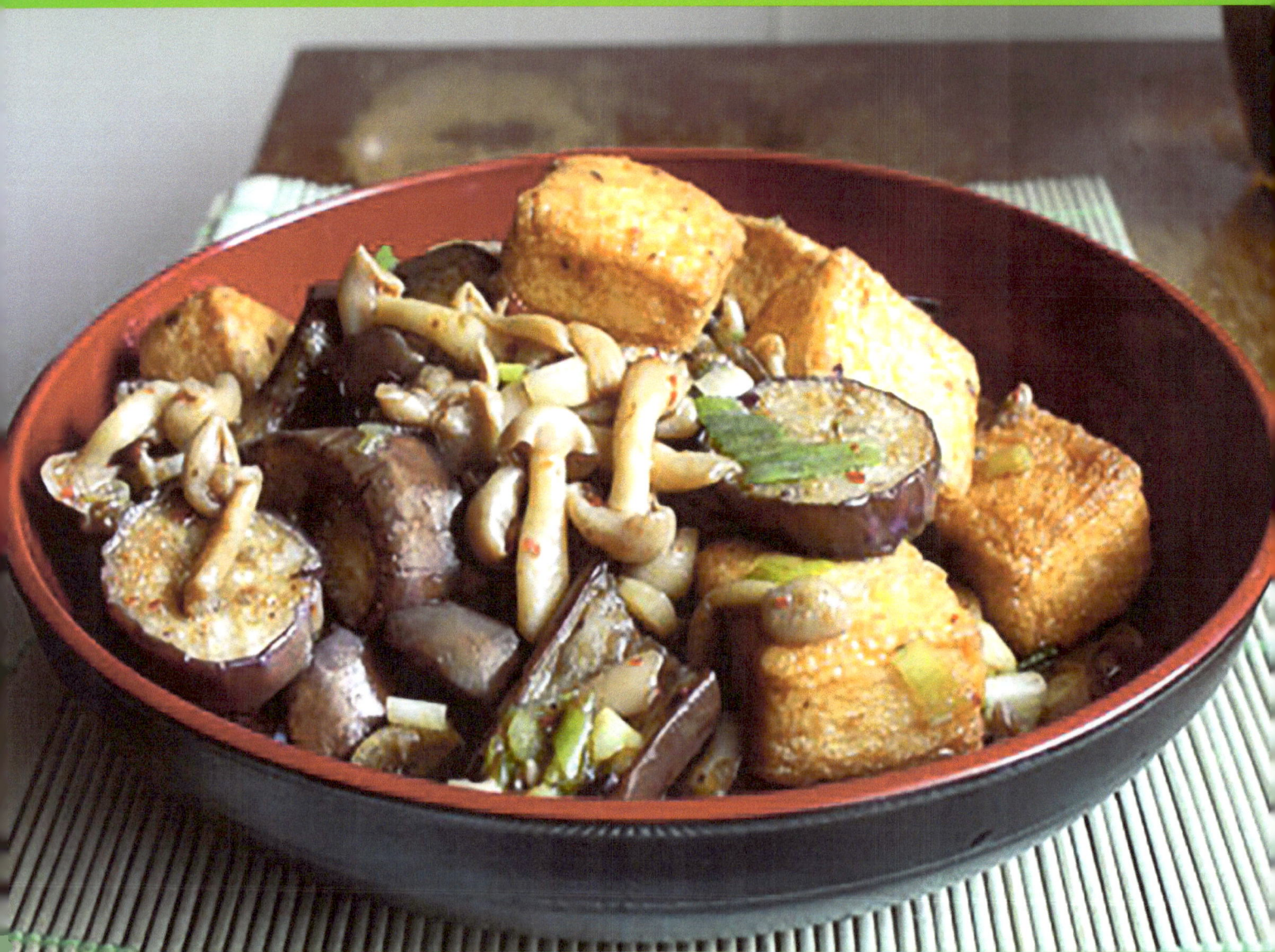

Tofu mit Champignons & Aubergine

Gute Wahl für kohlenhydratreduzierte Küche und Diabetiker!

Wussten Sie schon?

Auberginen sind perfekt für eine gute Figur, da sie wenig Kalorien und Kohlenhydrate enthalten.

ZUTATEN

400 g Auberginen

400 g Schwammtofu

200 g Champignons (alternativ Pfifferlinge oder Steinpilze)

2 Zehen Knoblauch

1 Stück Ingwer
(ca. 30 g)

2 Frühlingszwiebeln

1 EL Sojasauce

1 EL Austernsauce

1 TL Gemüsebrühe (Instant)

Salz, Pfeffer, Zucker, Chilipulver

Natives Olivenöl

ZUBEREITUNG

1. Die Auberginen waschen, halbieren, vom Stiel befreien, dann in ca. 3 cm dicke Stücke schneiden. In Salzwasser ca. 10 Minuten einlegen, dann gut abtropfen lassen. Anschließend in einer Pfanne mit etwas Öl braun anbraten. Abkühlen lassen und zur Seite stellen.

2. Den Tofu trockentupfen, der Länge nach halbieren und in ca. 3 cm breite und 3 cm lange Stücke würfeln. Reichlich Olivenöl erhitzen und die Tofustücke darin knusprig ausbacken. Danach auf Küchenpapier abtropfen lassen.

3. Die Pilze sorgfältig putzen und große Pilze der Länge nach halbieren. Knoblauch und Ingwer schälen und ganz fein hacken. Die Frühlingszwiebeln putzen und mit dem hellgrünen Lauch in feine Ringe schneiden.

4. In einer großen Pfanne Öl erhitzen und zuerst gehackten Knoblauch und Ingwer darin kräftig anbraten. Dann Tofu, Pilze und Aubergine hinzufügen. Mit Sojasauce, Austernsauce und Gemüsebrühe würzen und unter ständigem Rühren ca. 5 Minuten garen.

5. Jetzt Frühlingzwiebeln dazugeben. Nun mit Salz, Pfeffer, Zucker, Chilipulver würzig abschmecken und gut durchrühren. Mit Reis serviert ist es ein vollwertiges Hauptgericht.

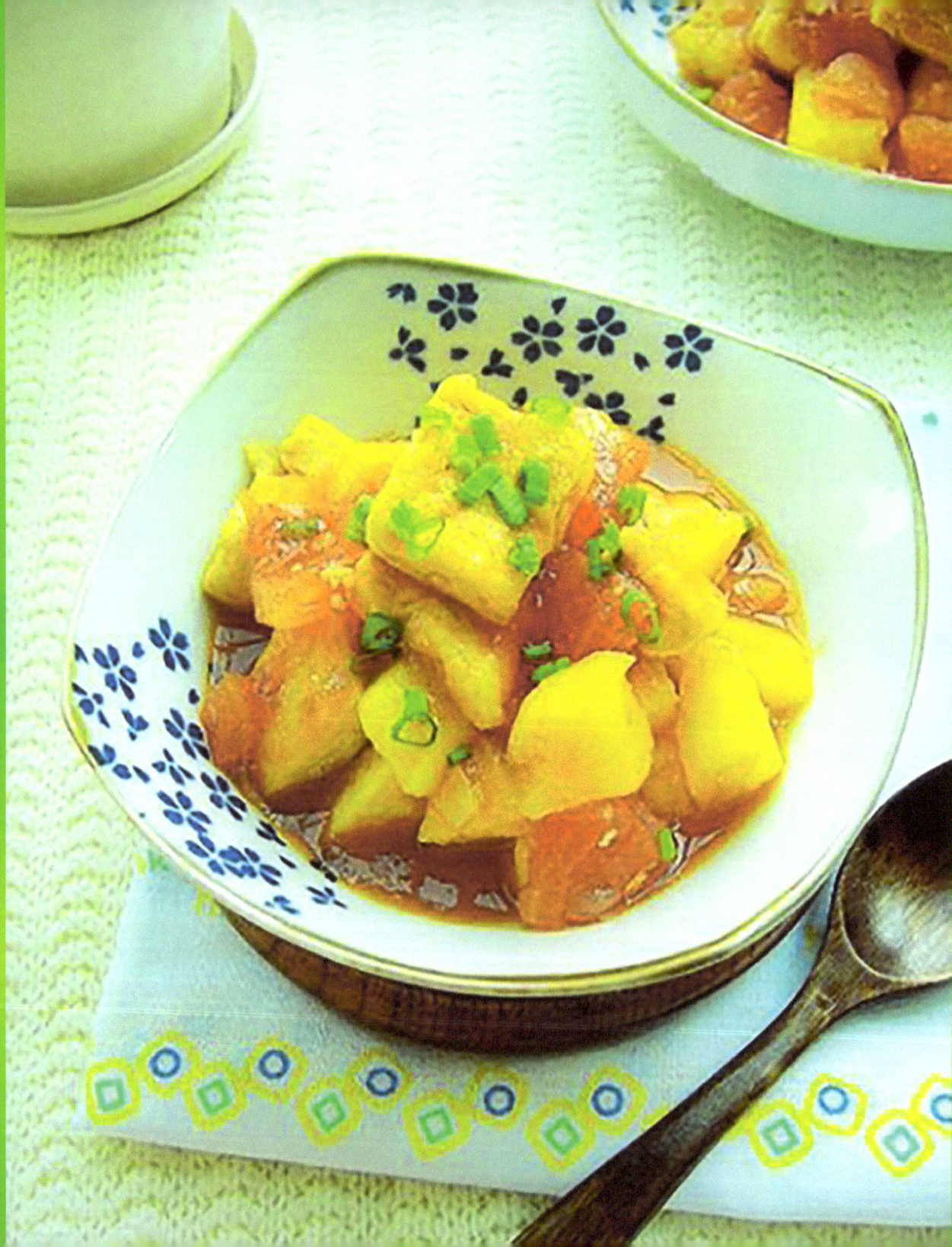

Seidentofu mit Ananas

Gesunde und kalorienarme Süßsauer-Exotik!

Wussten Sie schon?

Mit der Ananas entschlacken Sie Ihren Körper. Sie eignet sich gut zum gesundheitsbewussten Kochen..

ZUTATEN

1 frische und reife Ananas (ca. 200 g Fruchtfleisch)

400 g Seidentofu

200 g Tomaten

50 ml Ketchup

2 Frühlingszwiebeln

1 TL Gemüsebrühe (Instant)

Salz und Pfeffer

1 EL Rotweinessig

1 EL Honig

Natives Olivenöl

150 ml Wasser

ZUBEREITUNG

1. Ananas schälen, längs vierteln, den harten Strunk entfernen und das Fruchtfleisch in etwa 2 cm große Stücke schneiden. Den Tofu trockentupfen und in ca. 1 cm große Würfel schneiden.

2. Die Tomaten waschen, vom Stielansatz befreien und würfeln. Die Frühlingszwiebeln putzen, die Zwiebeln fein hacken, den Lauch in schmale Ringe schneiden.

3. Das Öl in einem Wok oder in einer großen Pfanne erhitzen. Zuerst die gehackten Zwiebeln 1-2 Minuten anbraten und dann Tomaten zugeben, etwa 5 Minuten bei mittlerer Hitze braten. Anschließend ca. 150 ml Wasser und Gemüsebrühe hinzufügen. Mit Ketchup, Salz und Pfeffer würzen und zum Kochen bringen.

4. Tofu und Ananas in den kochenden Sud geben, schonend durchrühren und ca. 5 Minuten weiter kochen.

5. Zum Schluss mit Rotweinessig abschmecken, um die süßsaure Note zu erzielen. Mit dem Lauch betreut servieren. Dazu passt gut gekochter Reis.

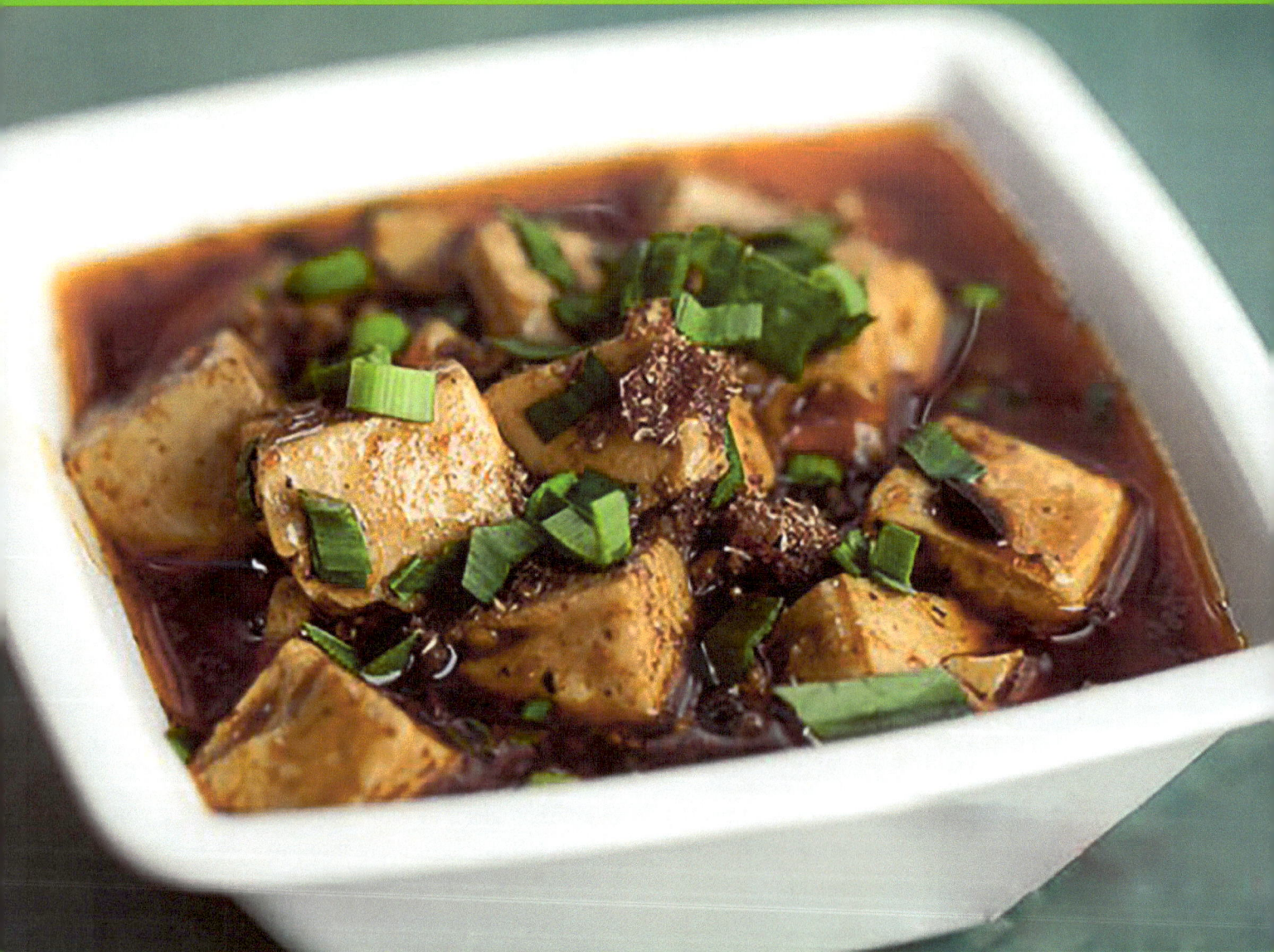

Tofu mit Misopaste

"Quelle des Geschmacks" der asiatischen Küche!

Wussten Sie schon?

Misopaste (wörtliche Bedeutung: "Quelle des Geschmacks") ist reich an pflanzlichem Eiweiß, Enzymen sowie Vitamin B2 und wird zu den gesündesten Nahrungsmitteln der Welt gezählt.

ZUTATEN

500 g Schwammtofu

45 ml Misopaste (schwarze Bohnenpaste)

200 g gekochten Schinken

3 Frühlingszwiebeln

2 rote Chilischoten (Peperoni)

3 Zehen Knoblauch

2 EL Speisestärke

1 EL Sojasauce

1 EL Sesamöl

1 EL Reiswein oder Sherry

1 TL Gemüsebrühe (Instant)

150 ml Wasser

ZUBEREITUNG

1. Den Tofu trockentupfen und in ca. 3 cm breite, 3 cm lange und 1 cm dicke Stücke schneiden. Reichlich Öl erhitzen und die Tofu-Stückchen darin knusprig ausbacken. Danach auf Küchenpapier abtropfen lassen.
2. Die Chilischoten waschen, trocknen, entkernen und in schmale Streifen schneiden. Die Frühlingszwiebeln putzen und mit dem hellgrünen Lauch in schmale Streifen schneiden. Den Schinken ebenfalls in Streifen schneiden. Den Knoblauch schälen und in feine Scheiben schneiden.
3. Das Öl in einer Pfanne erhitzen, Knoblauch, Frühlingszwiebeln, Chilischoten, Schinken und Misopaste hineingeben. Unter ständigem Durchrühren ca. 1 Minute braten.
4. Gemüsebrühe, Sojasauce, Sesamöl, Reiswein und ca. 150 ml Wasser dazugeben und unter ständigem Rühren zum Kochen bringen. Anschließend die Speisestärke mit etwas Wasser glatt rühren und unter den Sud ziehen. Bei niedriger Hitze etwas einköcheln lassen, eventuell Wasser dazugeben, wenn der Sud zu dick sein sollte.
5. Tofu zum Schluss in die Pfanne geben, mit der Sauce ablöschen und ca. 2 Minuten aufkochen lassen. Dazu passt frisch gekochter Reis.

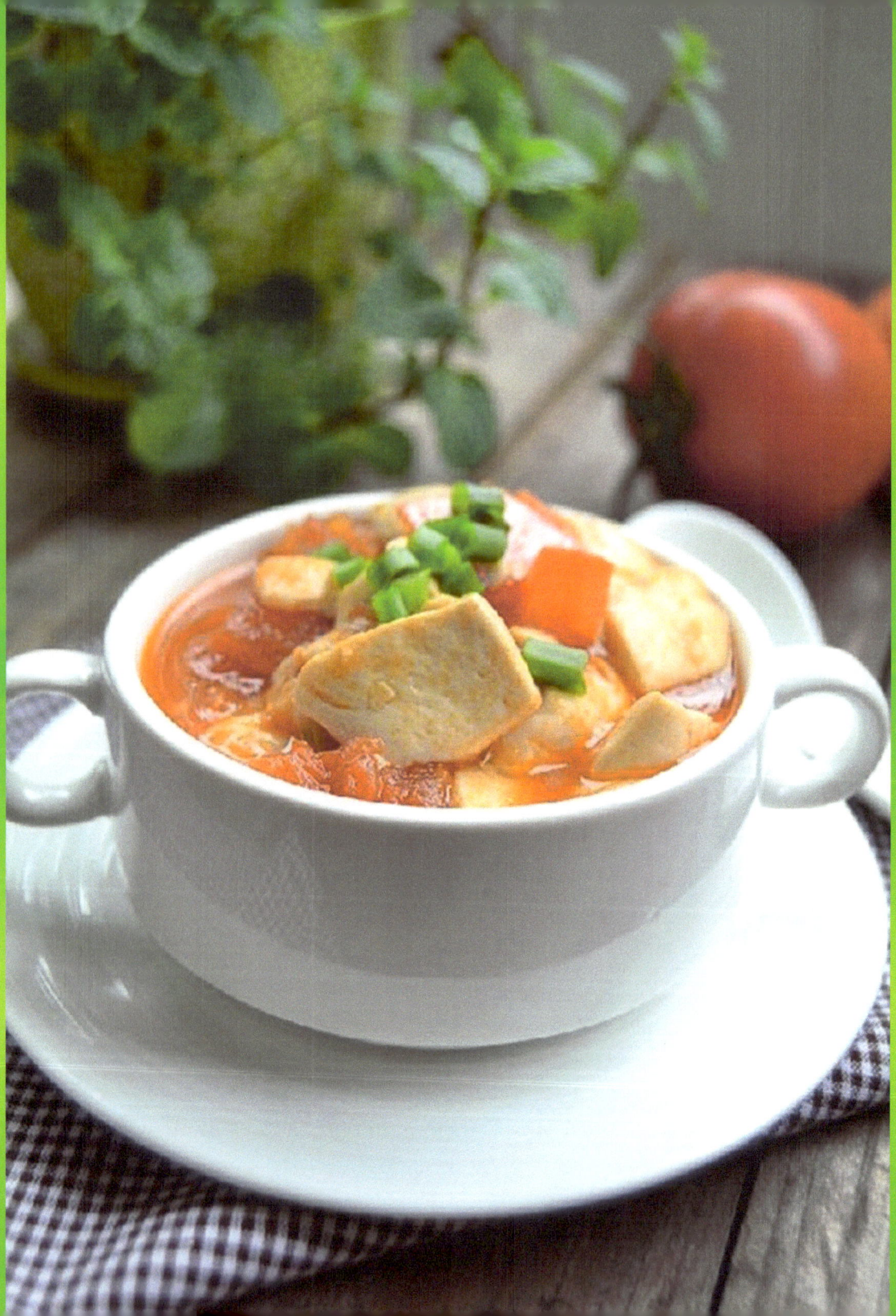

Seidentofu in Tomatensauce

Genuss ohne Reue: Einfach, lecker und dabei komplett vegan!

Wussten Sie schon?

Tomaten sind herzhafte und figurfreundliche Magenfüller. Sie sollten daher in Ihrem Haushalt stets vorrätig sein.

ZUTATEN

500 g Seidentofu

3 Tomaten

2 EL Tomatenmark

1 Frühlingszwiebel

1 Schalotte

1 TL Gemüsebrühe (Instant)

Salz, Pfeffer und Zucker

1 EL Sojasauce

1 TL Sesamöl

Natives Olivenöl

ZUBEREITUNG

1. Den Tofu trockentupfen und in mundgerechte Stücke schneiden. Die Tomaten waschen, vom Stielansatz befreien und würfeln.

2. Die Frühlingszwiebeln putzen und mit dem hellgrünen Lauch in schmale in Ringe schneiden. Die Schalotten schälen und fein würfeln.

3. Das Öl in einem Wok oder in einer großen Pfanne erhitzen, die Schalotten zugeben und kräftig anbraten. Anschließend die Tomaten hinzufügen, unter ständigem Rühren etwa 5 Minuten garen.

4. Das Tomatenmark mit Wasser, Gemüsebrühe, Zucker und Sojasauce verrühren und dann in die Pfanne geben und durchrühren. Tofu dazugeben und das Ganze einige Minuten garen.

5. Das Gericht mit Salz, Pfeffer und Zucker würzig abschmecken. Mit Sesamöl und Frühlingszwiebelringen bestreuen. Dazu passt gut gekochter Basmatireis.

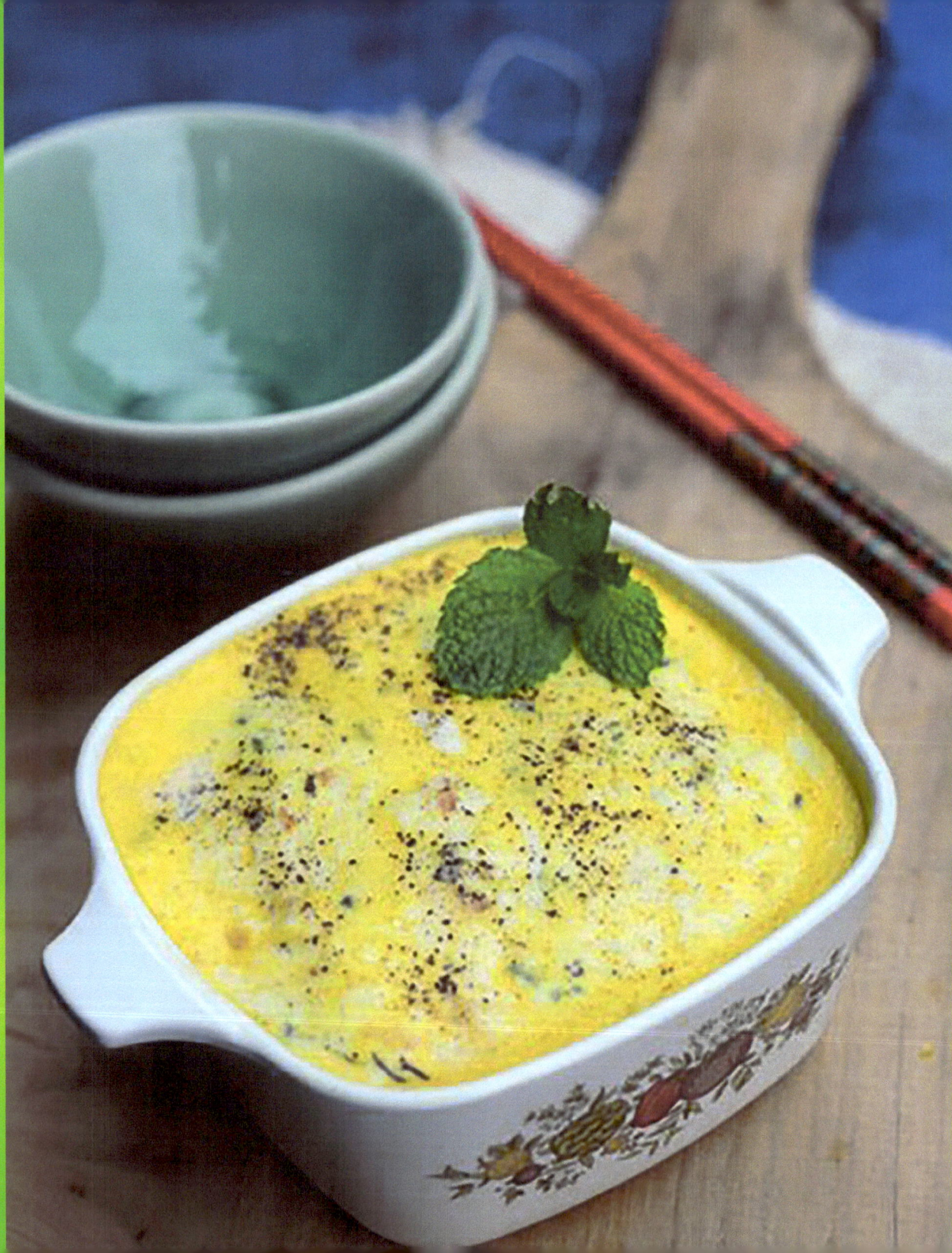

Gedämpfter Seidentofu mit Eiern & Fischfilet

Mit typisch asiatischen Zutaten wird das Kalorienkonto kaum belastet!

Wussten Sie schon?

Will man abnehmen, ist das tägliche Ei ein Geheimtipp. „Eier machen satt und liefern dem Körper wichtige Aminosäuren, die dem Jojo-Effekt vorbeugen"

ZUTATEN

250 g Schwammtofu

150 g Fischfilet ohne Haut (z.B. Kabeljau)

1 Karotte

20 g getrocknete Mu-Err-Pilze

3 Eier

1 Frühlingszwiebel

1 Schalotte

2 EL Fischsauce

1 TL Gemüsebrühe (Instant)

Salz und Pfeffer

Natives Olivenöl

ZUBEREITUNG

1. Mu-Err-Pilze 20 Minuten in warmem Wasser einweichen. Anschließend ausdrücken und klein hacken. Das Fischfilet kalt abspülen, trockentupfen und in kleine Würfel schneiden. Die Karotte schälen und ebenfalls in kleine Würfel schneiden. Die Frühlingszwiebeln putzen und in schmale Ringe schneiden. Die Schalotten schälen und fein hacken.

2. Den Tofu trockentupfen, in ein Sieb über eine größere Schüssel geben. Mit einem Löffel den Tofu zerbröseln, bis er gut zerkleinert ist. Abtropfen lassen und dann in eine Schüssel geben.

3. Jetzt alle Zutaten in die Schüssel geben. Zwei Eier dazugeben. Mit Fischsauce, Gemüsebrühe und Pfeffer würzen. Eventuell noch etwas Olivenöl zugeben und alles sorgfältig verkneten.

4. Das Ganze auf einen Dämpfeinsatz in einen Kochtopf geben und im heißen Wasserdampf ca. 15-20 Minuten garen. Wer nicht über einen Dämpfeinsatz verfügt, kann es in Alufolie im vorgeheizten Backofen bei 180 Grad ca. 30 Minuten garen.

5. Das Eigelb nehmen, über die Oberfläche verteilen und einige Minuten weiter dämpfen bzw. backen. Abschließend mit Pfeffer bestreuen und servieren.

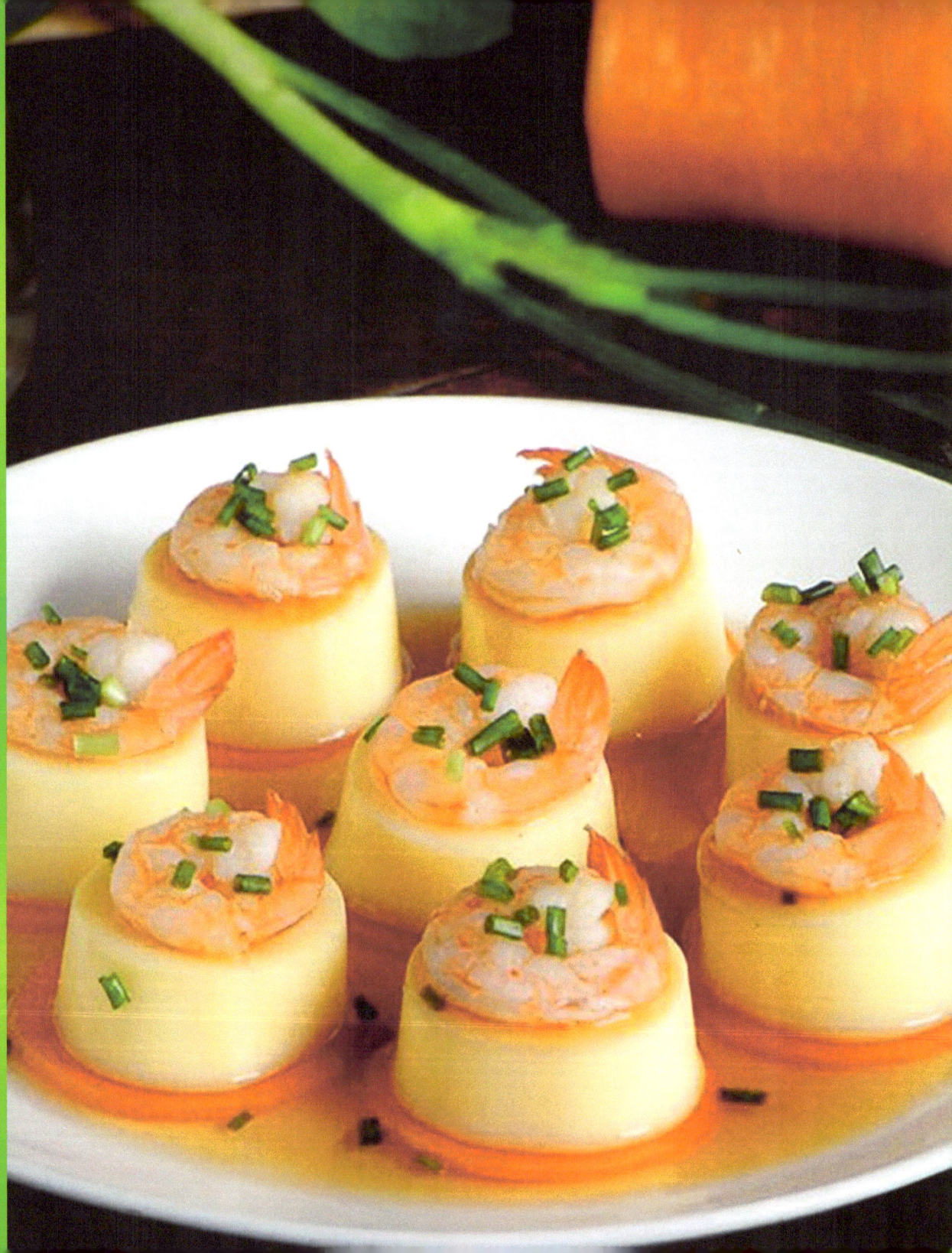

Gedämpfter Seidentofu mit Garnelen

Ein echter Hingucker zum Anbeißen!

Wussten Sie schon?

Mit niedrigem Fettgehalt und hohem Anteil an Proteinen sind Garnelen das perfekte Kalorienspartarif-Essen für Genießer

ZUTATEN

300 g Seidentofu (Schlauchform)

8 große geschälte Garnelen

1/2 Karotte

4 Stängel Schnittlauch

Für den Dip:

1 EL Reiswein oder Sherry

1 Stück Ingwer (ca. 30 g)

1 EL Sojasauce

1 TL Sesamöl

1 EL Speisestärke

ZUBEREITUNG

1. Die Garnelen waschen und trockentupfen. Ingwer schälen und eine Hälfte davon durch eine Knoblauchpresse direkt in eine Schüssel drücken. Die Garnelen und etwas Reiswein dazu geben und marinieren lassen.

2. Den Seidentofu trockentupfen und in 8 gleich große Stücken teilen. Die Karotte schälen und ebenfalls in 8 gleich große Scheiben schneiden (je ca. 1 cm dick).

3. Zuerst die Karottenscheiben auf einen Teller mit etwas Abstand setzen, dann die Tofustücke auf die Scheiben und die Garnelen setzen.

4. In einem Kochtopf oder Wok mit Dämpfeinsatz so viel Wasser aufkochen, dass der eingesetzte Teller nicht mit dem Wasser in Berührung kommt. Mit einem Deckel verschließen und die Tofu-Teller ca. 5 Minuten dämpfen.

5. Den Dip zubereiten: die Speisestärke mit etwas Wasser glatt rühren, Sojasauce, Sesamöl und Reiswein hinzufügen. Den restlichen Ingwer durch eine Presse drücken und hinzufügen. Kurz zum Kochen bringen und über die Teller gießen. Mit Schnittlauchringen bestreut servieren.

FISCH-REZEPTE

Fisch ist ein sehr gesundes und leckeres Lebensmittel. Es gibt viele verschiedene Fischsorten, die alle ihren eigenen Geschmack haben. Das gilt sowohl für Meeresfische als auch für Süßwasserfische. Meine persönlichen Favoriten sind die Lachsforelle und der Steinbeißer. Fisch ist nicht nur lecker, sondern ein wertvoller Lieferant von hochwertigem Eiweiß und den für die Gesundheit wichtigen Omega-3 Fettsäuren. Diese Fettsäuren kann unser Körper selbst nicht produzieren und ist daher auf eine Zufuhr von außen (z.B. durch Fischmahlzeiten) angewiesen.

.

Durch regelmäßigen Verzehr von Fisch ist noch nie jemand übergewichtig geworden. Fisch ist daher ein wichtiger Bestandteil unseres Ernährungsplans. An dieser Stelle erinnere ich noch einmal an meine Feststellung weiter vorne in diesem Buch (Kapitel „Grundsätzliches über Ernährung"), dass es in Ostasien deutlich weniger übergewichtige Menschen gibt als in Europa und den USA. Das dürfte auch auf den hohen Stellenwert von Fisch in der asiatischen Küche zurückzuführen sein.

Auf den folgenden Seiten finden Sie 7 köstliche Fischrezepte.

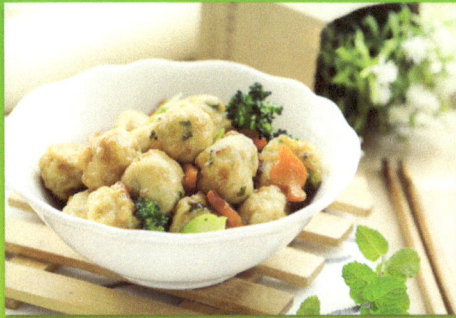
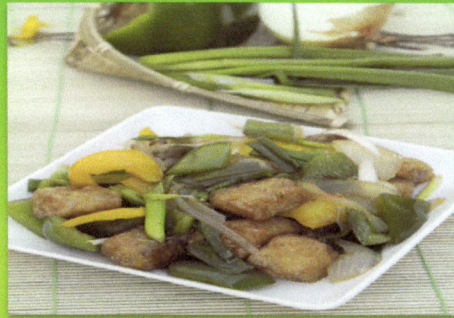
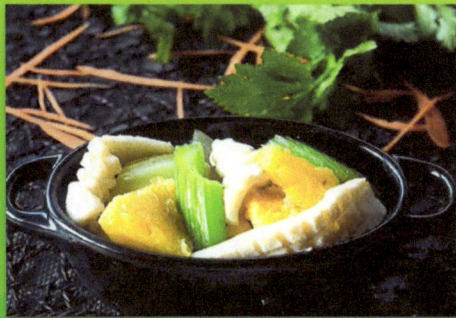
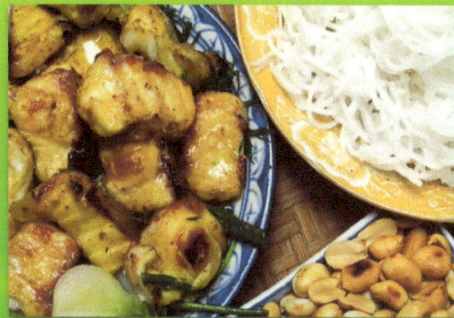
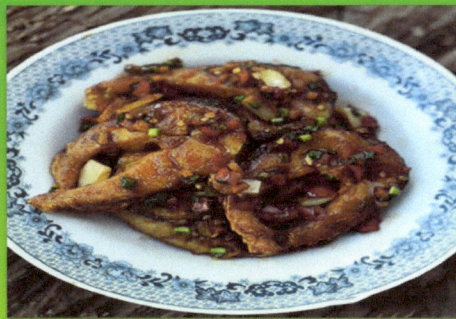
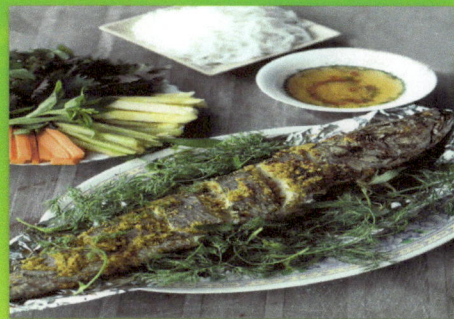
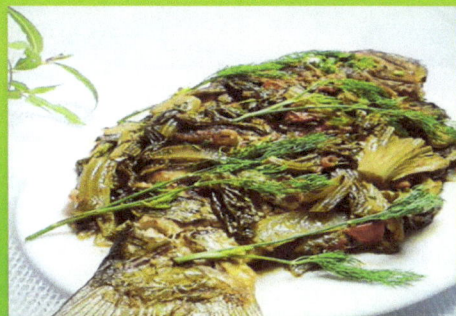

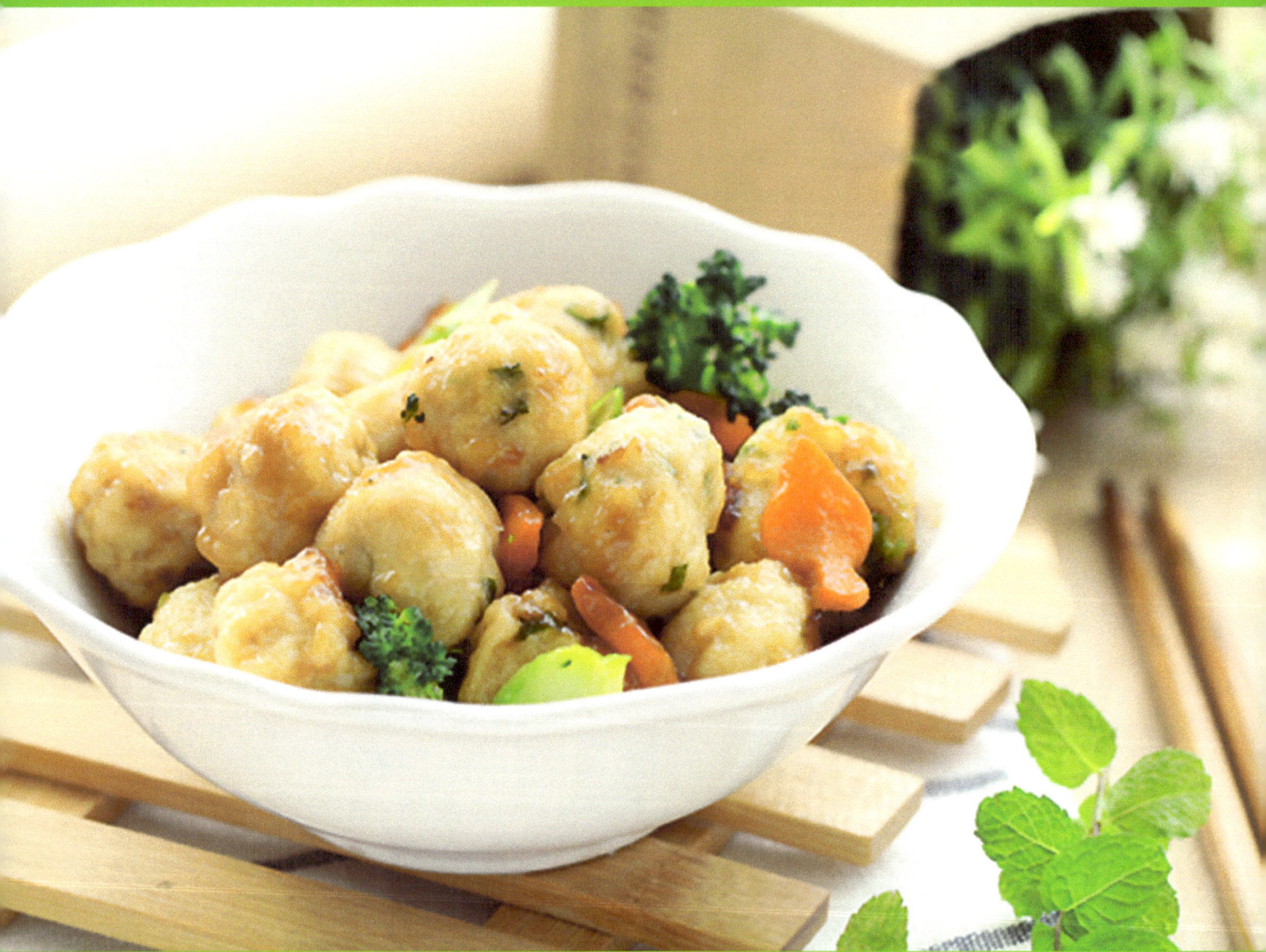

Fischbällchen mit Brokkoli

Feine Kombination im Zeichen der gesunden asiatischen Küche!

Wussten Sie schon?

Fischfilets und Brokkoli sind beide sehr reich an Eiweiß und Mineralstoffen – aber arm an Fett und Kohlenhydraten

ZUTATEN

300 g Fischfilet (z.B. Kabeljau oder Lachsforelle)

1 Bund frischer Dill

1 Brokkoli

1 Karotte

1 Stück Ingwer (ca. 30 g)

2 Zehen Knoblauch

3 EL Olivenöl

2 EL Fischsauce

2 EL Sojasauce

Salz und Pfeffer

Zucker oder Stevia

ZUBEREITUNG

1. Fischfilet abspülen, mit Küchenpapier trockentupfen und in Würfel schneiden. Den Dill waschen und trockenschütteln. Den Ingwer schälen, in grobe Würfel schneiden und dann durch eine Knoblauchpresse drücken. Alles in einem Standmixer mit Fischsauce fein pürieren.

2. Sollte die Fischmasse zu feucht sein, etwas Paniermehl hinzufügen. Mit Zucker, Salz und Pfeffer würzen und kleine Bällchen aus der Masse formen. Diese in einer Pfanne mit Olivenöl rundherum goldbraun anbraten. Danach auf Küchenpapier abtropfen lassen.

3. Den Brokkoli putzen, waschen und in kleine Röschen zerteilen. Die Karotte schälen und schräg in dünne Scheiben schneiden. Anschließend in kochendem Wasser kurz garen und direkt nach dem Kochen mit kaltem Wasser in einem Sieb überbrausen. Abtropfen las-sen.

4. Knoblauch schälen und fein hacken. Das Öl in einer Pfanne erhitzen und den Knoblauch darin anbraten. Fisch und Gemüse hinzufügen, mit Sojasauce würzen und unter ständigem Rühren ca. 3-4 Minuten bissfest garen.

5. Mit Salz und Pfeffer abschmecken und sofort servieren. Dazu passt frisch gekochter Reis.

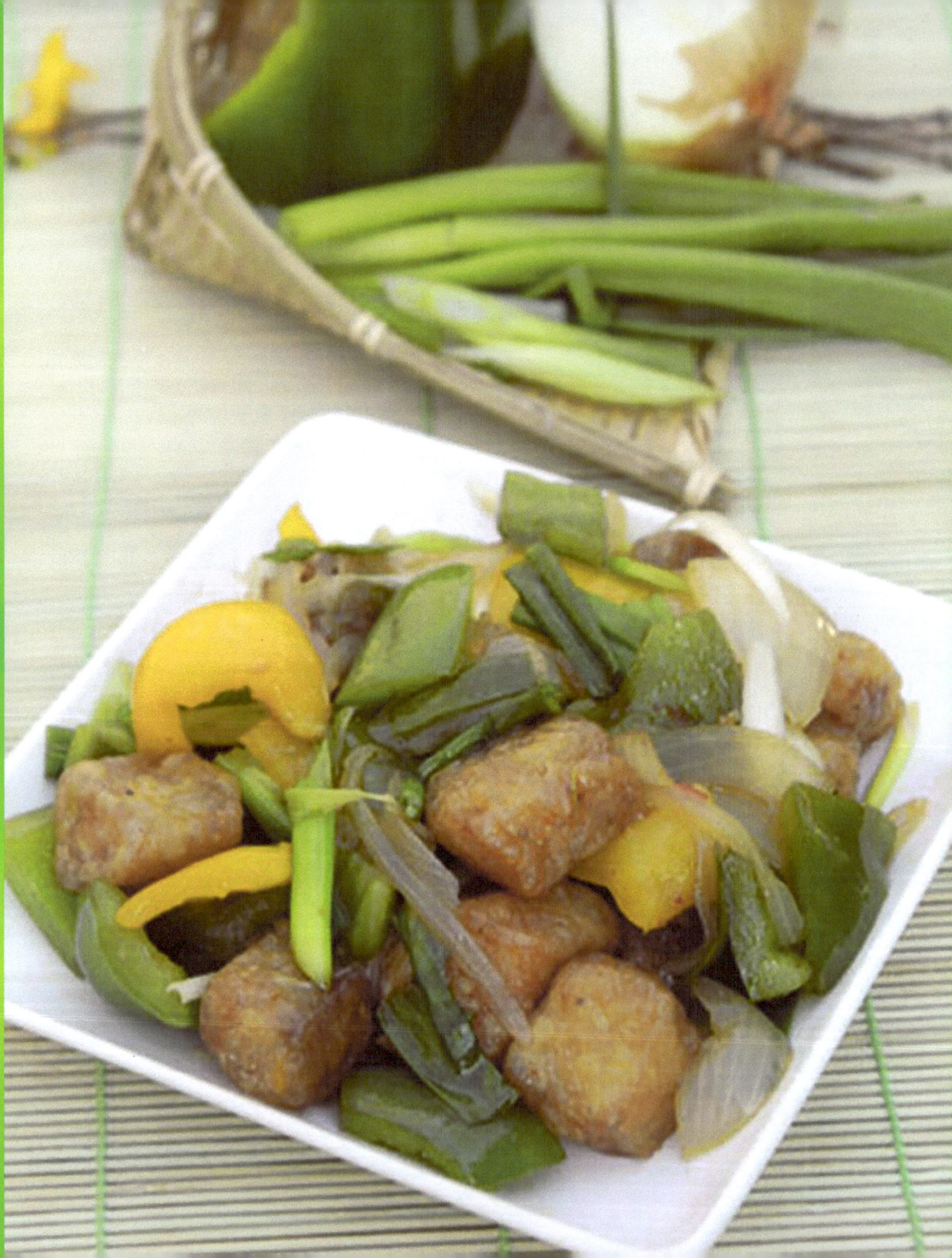

Fisch mit Paprika süßsauer

Farbenfroher Leckerbissen mit Überraschungseffekt!

Wussten Sie schon?

Fischfilets und Brokkoli sind beide sehr reich an Eiweiß und Mineralstoffen – aber arm an Fett und Kohlenhydraten

ZUTATEN

500 g Fischfilet (Lachs oder Lachsforelle)

½ rote Paprikaschote

½ gelbe Paprikaschote

½ grüne Paprikaschote

1 kleine Zwiebel

2 Frühlingszwiebeln

2 EL Reis- oder Apfelessig

2 EL Austern- oder Sojasauce

2 EL Zucker

1 Ei

Tapioka- oder Paniermehl

Salz und Pfeffer

Natives Olivenöl

ZUBEREITUNG

1. Fischfilet abspülen, mit Küchenpapier trockentupfen und in 3 cm große Würfel schneiden. Mit Salz und Pfeffer würzen und ca. 15 Minuten einwirken lassen.

2. In der Zwischenzeit die Paprikaschoten waschen, trocknen, entkernen und in 3 cm große Würfel schneiden. Die Zwiebel schälen und achteln. Die Frühlingszwiebeln putzen und in Ringe schneiden.

3. Das Ei in eine Schüssel schlagen und verrühren. Tapioka- oder Paniermehl reichlich bereitstellen. Den Fisch zuerst in das Ei tauchen, etwas abtropfen lassen und in das Mehl drücken, zur Seite stellen. Danach in einem beschichteten Topf reichlich Öl erhitzen und den Fisch darin scharf anbraten. Dann herausnehmen und auf Küchenpapier abtropfen lassen.

4. Das Öl in einer Pfanne erhitzen, Zwiebeln darin glasig anbraten. Dann Paprika dazugeben und mit Austern- oder Sojasauce, Zucker, Salz und Pfeffer würzen und unter ständigem Rühren ca. 3 Minuten garen. Anschließend den Fisch hinzufügen und nochmals ca. 3 Minuten garen.

5. Zum Schluss die Frühlingszwiebeln und Essig hinzugeben, gut durchrühren und sofort servieren.

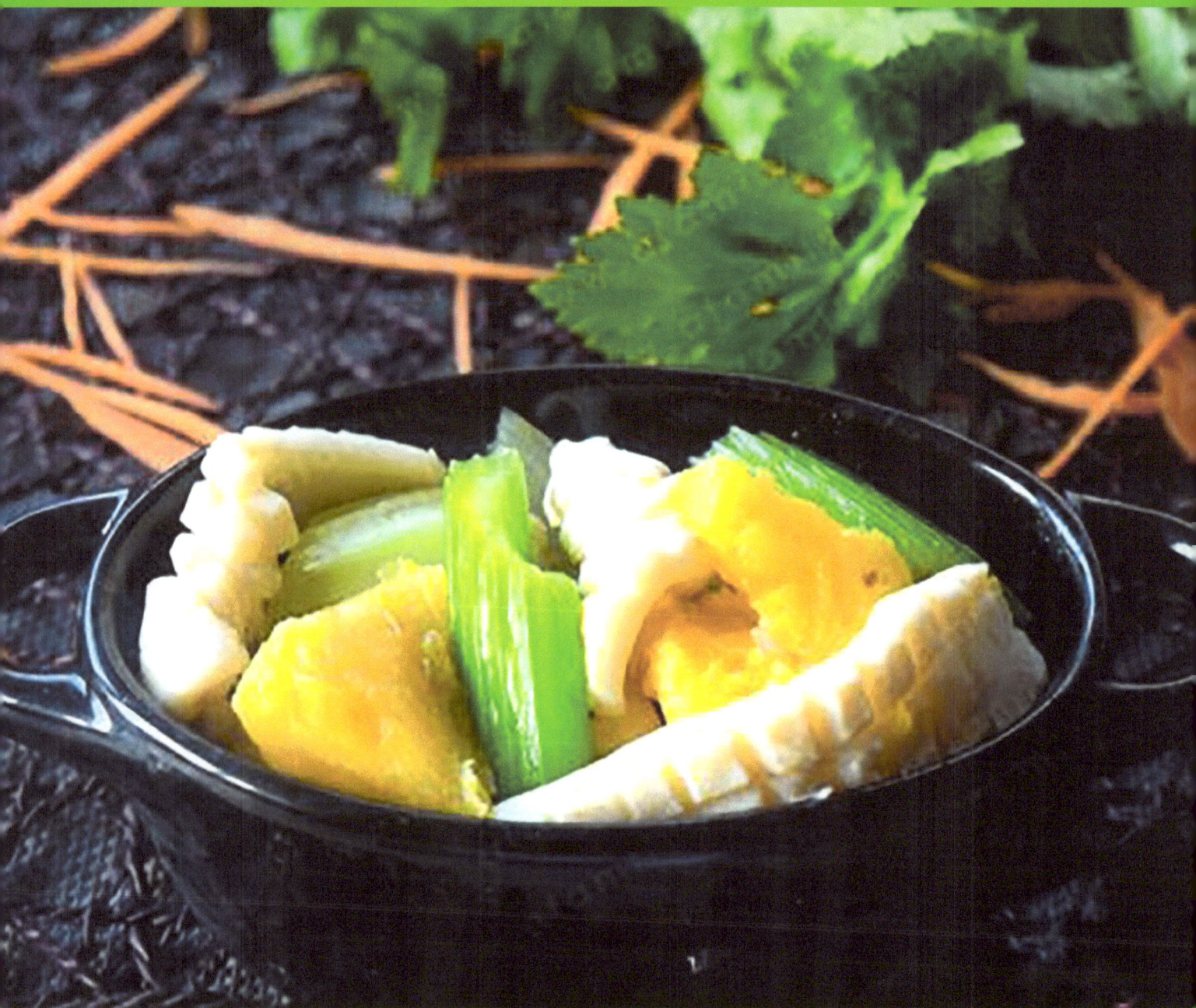

Tintenfisch mit Ananas

Herrlich leicht: Paarung aus Garten und Meer mit asiatischen Aromen!

Wussten Sie schon?

Mit seinem niedrigen Fett- und Kaloriengehalt bei hohem Anteil von Proteinen gilt Tintenfisch völlig zu Recht als guter Fang.

ZUTATEN

250 g Tintenfischtuben
½ Ananas
150 g Staudensellerie
1 kleine Zwiebel
1 TL Gemüsebrühe (Instant)
1 TL Chilipulver (optional)
1 EL natives Olivenöl
2 EL Fischsauce
Salz und Pfeffer
Zucker oder Stevia nach Belieben

ZUBEREITUNG

1. Die Tintenfischtuben sorgfältig putzen, Chitinplatten herausziehen und alle Häute entfernen. Tuben innen und außen gründlich waschen, aufschneiden und auf der Innenseite mit einem scharfen Messer leicht einritzen und in schmale Streifen schneiden.

2. Ananas schälen, längs vierteln, den harten Strunk entfernen und das Fruchtfleisch in etwa 2 cm große Stücke schneiden. Den Staudensellerie putzen, waschen, trocknen, die Fäden ziehen und schräg ebenfalls in etwa 2 cm große Stücke schneiden. Die Zwiebel schälen und in feine Ringe schneiden.

3. Das Olivenöl in einer Pfanne erhitzen und die Zwiebel darin anbraten. Dann Tintenfisch dazugeben, leicht mit Salz und Pfeffer würzen und bei großer Hitze unter Wenden ca. 3-5 Minuten anbraten.

4. Anschließend die Ananas hinzufügen und bei niedriger Hitze garen, bis die Ananas weich ist. Dann Staudensellerie hinzufügen. Fischsauce und Gemüsebrühe in die Pfanne geben und bei mittlerer Hitze unter Rühren nochmals ca. 3-5 Minuten garen.

5. Das Gericht eventuell mit Pfeffer, Zucker und Chilipulver würzig abschmecken und sofort servieren.

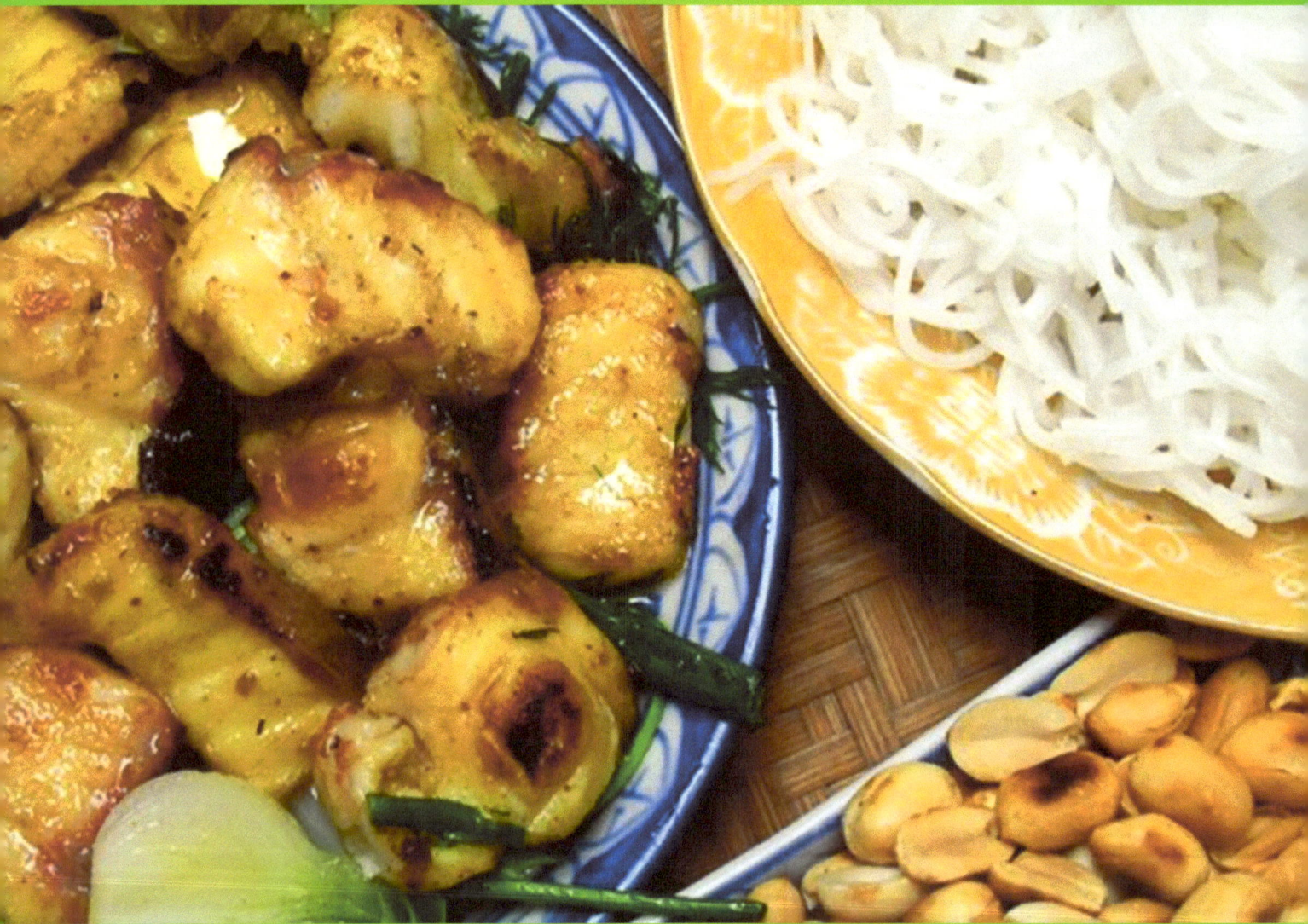

Fischpfanne "La-Vong"

Bedeutende Raffinesse auf vietnamesische Art!

Wussten Sie schon?

Dank des niedrigen Kohlenhydrat- und hohen Eiweißgehaltes belastet Fisch unser Kalorienkonto kaum und passt hervorragend zu den Anforderungen an eine moderne, gesunde Ernährung.

ZUTATEN

750 g Welsfilet (oder weißes Fischfilet)
1 Bund Dill
1 Bund Frühlingszwiebeln
½ Bund Thai-Basilikum
½ Bund Minze
4 EL natives Olivenöl
Für die Marinade:
2 EL Yoghurt Natur
2 EL Fischsauce
2 TL Kurkumapulver
2 TL Galgantwurzel gemahlen (alternativ Ingwerpulver)
1 TL Zucker
1 TL weißer Pfeffer
Für die Beilage:
200 g geröstete Erdnusskerne (ungesalzen)
250 g runde dünne Reisnudeln

ZUBEREITUNG

1. Für die Marinade die Schalotte schälen und hacken. Etwas Öl in einer Pfanne erhitzen und die Schalotte darin kurz anrösten, dann mit den restlichen Marinade-Zutaten verrühren.

2. Den Fisch waschen, trockentupfen und in 3 cm große Würfel schneiden und in eine Schüssel geben. Die Marinade hinzufügen, gut vermischen und wenigstens 45 Minuten im Kühlschrank marinieren lassen.

3. In der Zwischenzeit die Frühlingszwiebeln putzen, längs vierteln und dann in ca. 5 cm lange Stücke schneiden. Den Dill waschen, trockenschütteln und ebenfalls in lange Stücke schneiden. Thai-Basilikum und Minze waschen, trockenschütteln und von den Stielen zupfen. Die Beilage zubereiten: Die Reisnudeln nach Packungsanweisung weich kochen, abgießen, abtropfen, und abkühlen lassen.

4. Den Fisch aus der Marinade nehmen und in der Pfanne mit etwas Olivenöl von jeder Seite ca. 3-5 Minuten garen. Alternativ im vorgeheizten Backofen (Ober-Unterhitze) bei 200°C für ca. 20 Minuten garen.

5. Olivenöl in einem Wok gut erhitzen, den gegarten Fisch hinzugeben. Dann Gemüse hinzufügen und das Ganze mehrmals durchschwenken. Zum Schluss die Reisnudeln pro Portion in die Schüsseln verteilen, das Fischgericht darauf anrichten und mit den Erdnüssen sofort servieren.

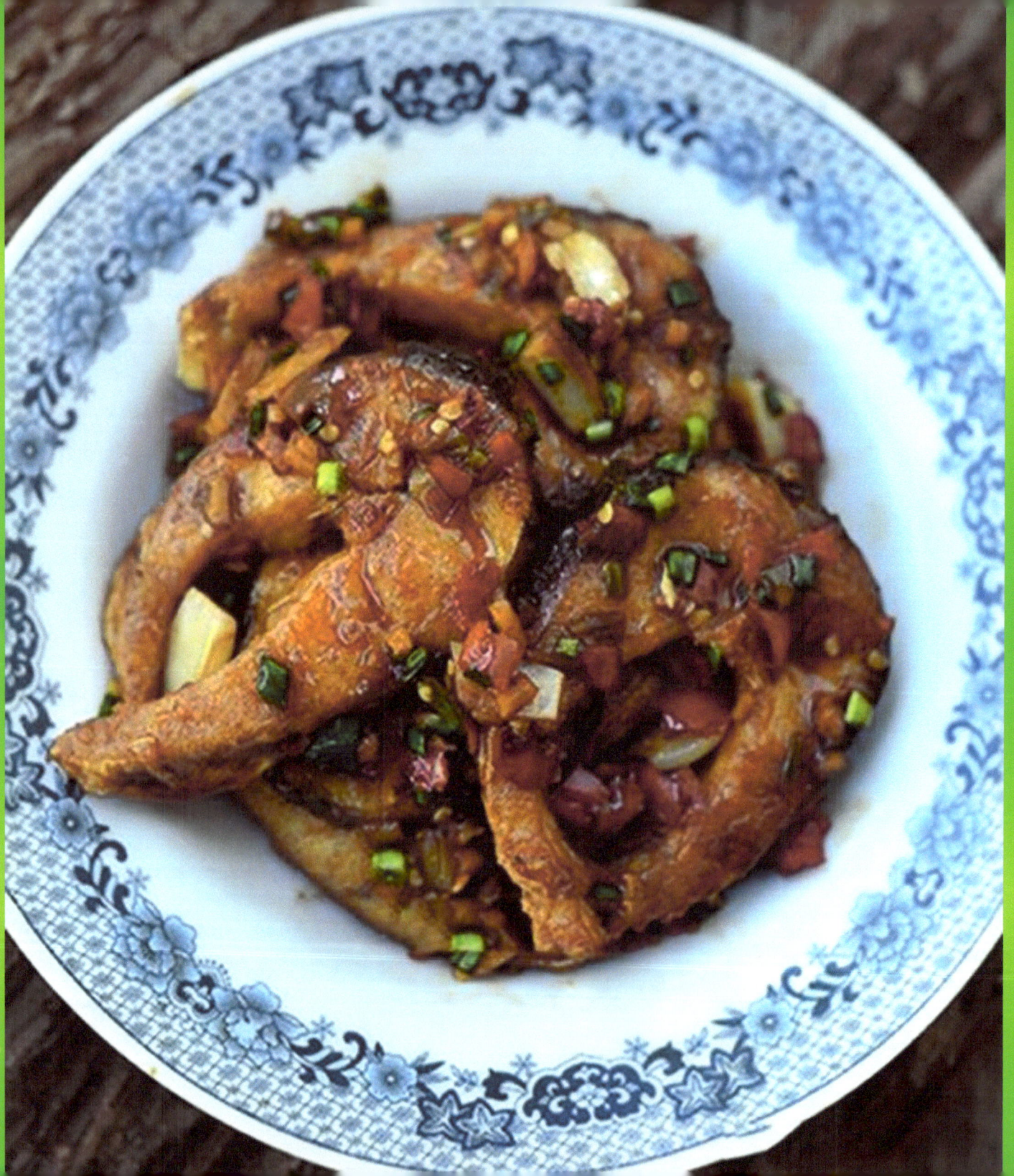

Fischsteaks in Karamellsauce

Tolle Entdeckung für Fischfans – ungewöhnlich köstlich!

Wussten Sie schon?

Wildlachs gilt mit nur wenig mehr als einem halben Gramm Fett zu Recht als ausgesprochen schlanker Genuss.

ZUTATEN

1 kg Wildlachssteaks

2 EL Reiswein oder Sherry

1 Stück Ingwer (ca. 30 g)

2 Zehen Knoblauch

2 Frühlingszwiebeln

1 rote Chilischote (Peperoni)

1 EL Mais-oder Weizenmehl

2 EL Zucker

2 EL Fisch- oder Sojasauce

Salz und Pfeffer

Öl zum Ausbacken

ZUBEREITUNG

1. Den Fisch auftauen lassen, kalt abspülen, trockentupfen und in eine Schüssel geben. Reiswein hinzugießen und leicht mit Salz und Pfeffer würzen. Mindestens 15 Minuten einziehen lassen. Anschließend das Mais- oder Weizenmehl hinzufügen und gut vermischen. Dann den Fisch aus der Marinade nehmen. In einer Pfanne etwas Öl erhitzen und den Fisch darin auf kleiner Hitze von jeder Seite goldgelb ausbacken. Auf Küchenpapier abtropfen lassen.

2. Zucker und Wasser langsam erhitzen und den Zucker vorsichtig schmelzen lassen bis er karamellisiert und eine honigartige Konsistenz annimmt. Beiseite stellen.

3. Die Frühlingszwiebeln putzen, die Zwiebeln fein hacken, den Lauch in schmale Ringe schneiden. Den Ingwer und den Knoblauch schälen und fein hacken. Chilischote entkernen und fein hacken.

4. Das Öl in einer großen Pfanne erhitzen. Gehackte Zwiebeln, Ingwer, Knoblauch und Chilischote darin scharf anbraten. Danach Karamellsauce, Fisch- oder Sojasauce und ca. 50 ml Wasser hinzufügen. Unter Rühren aufkochen lassen.

5. Den Fisch in die kochende Sauce geben und ca. 5 Minuten auf kleiner Hitze einköcheln lassen. Dann den Fisch einmal wenden und weiter garen bis die Sauce dickflüssig ist. Das Gericht mit Lauchringen bestreut servieren.

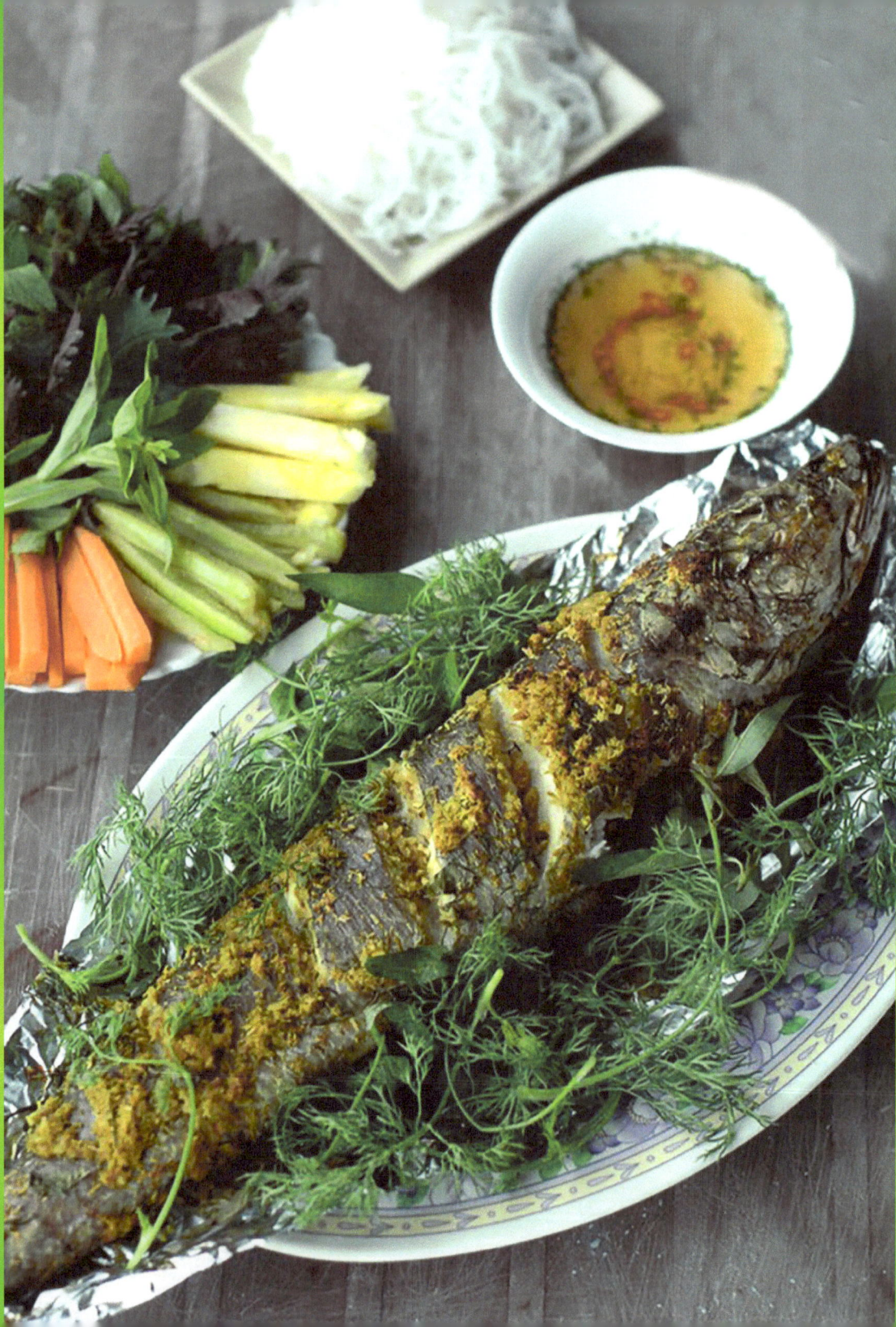

Forellen mit Zitronengras gebacken

Asien pur mit aromatischen Zutaten bei leichter Zubereitung!

Wussten Sie schon?

Forelle punktet mit appetitlich rosafarbenem, festem und trotzdem zartem Fleisch. Eine tolle Alternative zum Lachs für Fischfans, die gern gut und gesund genießen

ZUTATEN

2 große Forellen, küchenfertig

4 Stangen Zitronengras

1 Stück Galgantwurzel oder Ingwer (ca. 30 g)

2 TL Kurkumapulver

2 TL Salz und Pfeffer

2 EL natives Olivenöl

Für das Dressing:

4 EL Wasser

2 EL Fischsauce

1 TL Zitronensaft

2 TL Zucker

1 Knoblauchzehe

1 rote Chilischote (optional)

ZUBEREITUNG

1. Die Forellen unter fließendem Wasser innen und außen gründlich waschen. Trockentupfen und auf beiden Seiten mehrmals ca. 0,5 cm tief schräg einschneiden.

2. Das obere und untere Ende und holzige Außenblätter des Zitronengrases abschneiden und den Rest fein hacken. Die Galgantwurzel (oder Ingwer) schälen und hacken. Alles in einem Standmixer mit Olivenöl, Kurkumapulver, Salz und Pfeffer fein pürieren.

3. Die Forellen auf beiden Seiten mit der Marinade würzig bestreichen. Die Bäuche der Forellen mit der restlichen Marinade füllen. Ca. 15 Minuten marinieren lassen. Anschließend auf ein gefettetes Backblech legen. Im vorgeheizten Backofen bei 200 °C (Umluft: 180 °C, Gas: Stufe 3) auf der mittleren Schiene 20 Minuten backen.

4. Das Dressing zubereiten: Wasser, Fischsauce, Zitronensaft und Zucker in eine Schüssel geben. Knoblauch ganz fein hacken und dazugeben. Chilischote entkernen und in feine Ringe schneiden und dazugeben. Alles vermischen bis sich der Zucker aufgelöst hat.

5. Forellen aus dem Ofen nehmen und mit dem Dressing zusammen servieren. Als Beilage eignet sich gut ein bunter Gemüsesalat (z.B. Paprika, Karotte, Tomate und Gurke).

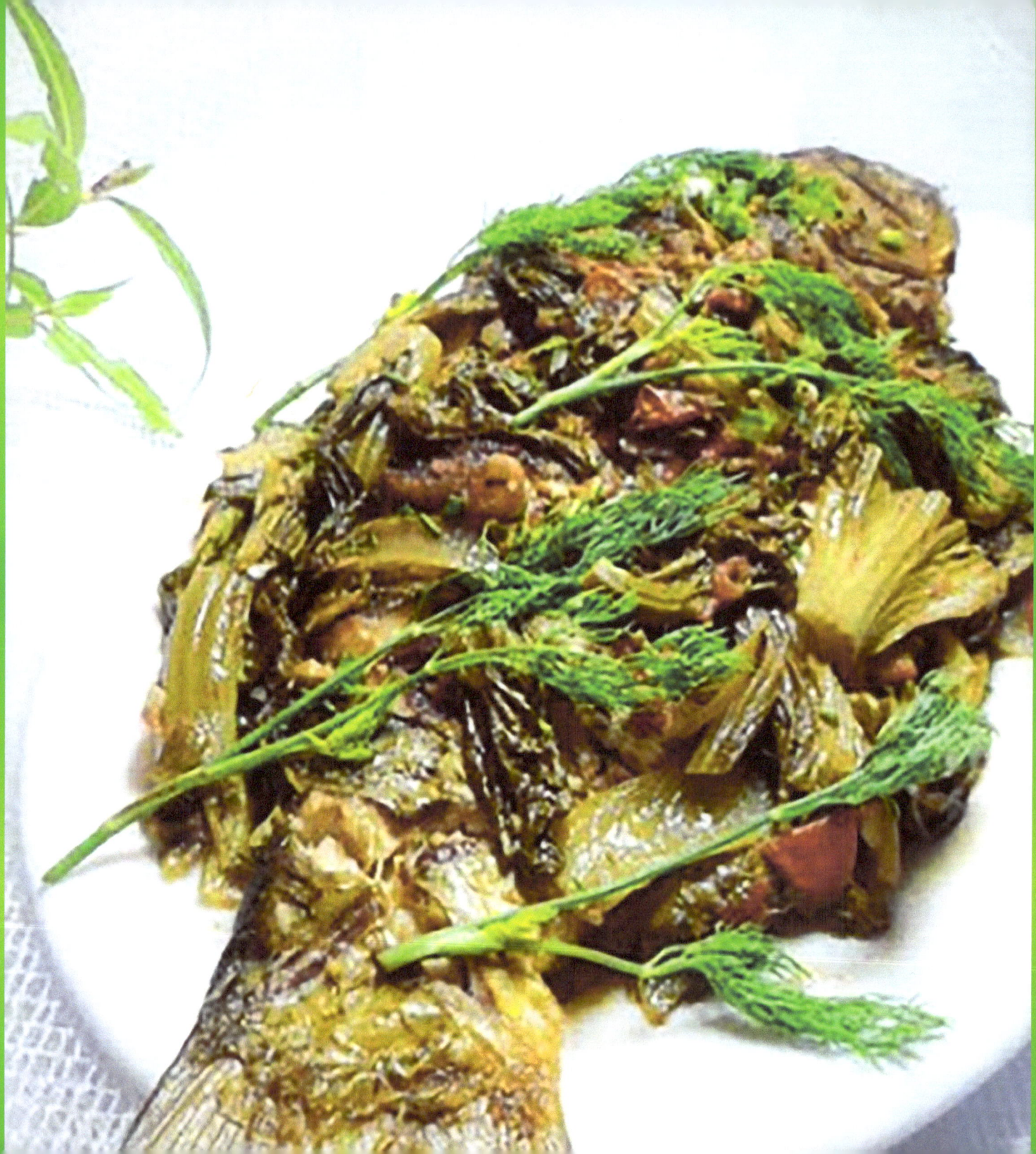

Karpfen mit Sauerkohl

Asiatisch inspiriert und ganz einfach zubereitet!

Wussten Sie schon?

Für viele ist Karpfen ein typisches Weihnachtsessen. Der leckere Süßwasserfisch ist aber auch zu anderen Zeiten ein guter Fang

ZUTATEN

1 Karpfen (oder roter Buntbarsch), ca. 1 kg, küchenfertig
150 g Sauerkohl
150 g Tomaten
2 EL Tomatenmark oder Ketchup
1 Bund Dill
2 Frühlingszwiebeln
1 rote Chilischote (optional)
2 Schalotten
2 EL Fisch- oder Sojasauce
Salz und Pfeffer
Neutrales Öl

ZUBEREITUNG

1. Den Fisch unter fließendem Wasser gründlich waschen. Trockentupfen und auf beiden Seiten mehrmals ca. 0,5 cm tief schräg einschneiden.

2. Den Sauerkohl unter fließendem Wasser waschen. Wasser abtropfen lassen und in mundgerechte Streifen schneiden. Die Tomaten waschen, vom Stielansatz befreien und achteln. Die Frühlingszwiebeln putzen, längs vierteln und dann in ca. 5 cm lange Stücke schneiden. Den Dill waschen, trockenschütteln und ebenfalls in lange Stücke schneiden. Die Schalotten schälen und fein würfeln. Chilischote entkernen und schräg in Ringe schneiden.

3. In einer Pfanne etwas Öl erhitzen und den Fisch darin von beiden Seiten goldgelb ausbacken. Den Fisch aus der Pfanne nehmen und zur Seite stellen.

4. Die Schalotten in die Pfanne geben und kurz anrösten. Dann die Tomaten dazugeben und anbraten bis sie weich sind. Danach den Sauerkohl hinzufügen, mit Fisch- oder Sojasauce, Salz und Pfeffer würzen. Unter Rühren ca. 2 Minuten garen. Anschließend das Tomatenmark mit 50 ml Wasser verrühren und hinzufügen. Aufkochen lassen.

5. Den Fisch wieder in die Pfanne geben. Auf kleiner Hitze ca. 15 Minuten bedeckt köcheln lassen. Zum Schluss die Frühlingszwiebeln, den Dill und eventuell Chilischote hinzufügen. Sofort servieren.

WARENKUNDE

In diesem Kapitel werden die asiatischen Zutaten vorgestellt, die in den Rezeptvorschlägen Verwendung finden. Obwohl erfreulicherweise viele Zutaten aus der asiatischen Küche in Supermarktketten Bestandteil des ständigen Sortimentes geworden sind (z.B. Ingwer), werden Sie einige Zutaten nur im asiatischen Lebensmittelladen finden. Sie werden jedoch schnell feststellen, dass die ortsnahe Versorgung mit asiatischen Lebensmittelläden mittlerweile recht gut ist. Das gilt insbesondere für größere Städte. Wenn Sie die Zutaten nicht frisch bekommen, können Sie alternativ auf getrocknete und konservierte Varianten zugreifen.

Wer zum ersten Mal mit exotischen Zutaten wie Chili, Zitronengras, Fisch- und Austernsauce kocht, sollte bei der Dosierung zunächst vorsichtig vorgehen. Die Gewürzsaucen sind recht stark konzentriert und enthalten bereits Salz, so dass in der Regel nur geringe Mengen benötigt werden. Viele Gewürze und Zutaten entfalten erst beim Kochen und im Zusammenspiel mit anderen Zutaten ihr volles, reifes Aroma. Daher kann es sinnvoll sein, zunächst sparsam mit den Gewürzen umzugehen und erst ganz zum Schluss die Gewürzmengen zu erhöhen, wenn Sie beim Abschmecken merken, dass es zu wenig war. Die in den Rezepten angegebenen Würzmengen sind bereits „europäisiert", können jedoch je nach Geschmack abgeändert werden.

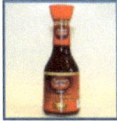

Austernsauce: Diese relativ dickflüssige und dunkle Sauce besteht aus Sojasauce, Austernextrakt, Karamell und Gewürzen. Diese Inhaltsstoffe verleihen ihr einen süß-salzigen Geschmack und ein kräftiges Aroma. Austernsauce ist vielseitig verwendbar. Sie eignet sich zum Würzen von Suppen, Gemüse- und Fleischgerichten.

Bambussprossen: Sind gekocht in Dosen oder frisch erhältlich. Frische Bambussprossen müssen geschält und gekocht werden, um die enthalten Gift- und Bitterstoffe zu entziehen. Sie zeichnen sich durch eine gelbliche Farbe und einen mild exotischen Geschmack aus.

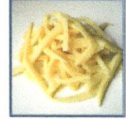

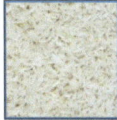

Basmatireis: Er gehört zu den hochwertigeren Reissorten. Er stammt aus Nordindien, wird aber heute in ganz Asien angebaut. Der Reis entfaltet beim Kochen ein leicht nussiges und duftendes Aroma. Er eignet sich gut für alle asiatischen Gerichte.

Fischsauce: Diese für asiatische Gerichte typische Sauce wird aus fermentiertem Fisch hergestellt. Insbesondere in der vietnamesischen Küche wird sie viel verwendet. Die berühmteste und beliebteste Fischsauce stammt aus Phu Quoc. Obwohl die Sauce selbst einen prägnanten Fischgeruch hat, gibt sie den Gerichten keinen Fischgeschmack.

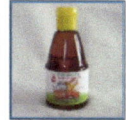

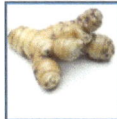

Galgantwurzel: Ähnelt von Konsistenz und Geschmack Ingwer, hat aber eine leichte Rosafarbe und ein pfefferiges Aroma. Neben der frischen Form gibt es die Galgantwurzel auch als Pulver. Galgant verleiht Gerichten einen frisch-würzigen Geschmack und wirkt verdauungsfördernd.

Glasnudeln: Sie werden aus Mungobohnen, Sojabohnen oder Tapiokastärke hergestellt und haben eine weißlich transparente Farbe. Sie müssen nur sehr kurz in heißem Wasser ziehen und nicht lange kochen. Glasnudeln finden Verwendung in Suppen sowie in Frühlingsrollen und Pfannengerichten.

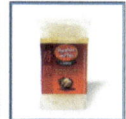

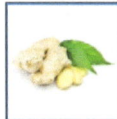

Ingwer: Die Ingwerwurzel ist ein Gewürz, das Speisen ein kräftiges, fruchtig scharfes Aroma verleiht. Sie wird geschält und kleingehackt oder durch eine Knoblauchpresse gedrückt. Alternativ gibt es getrockneten und pulverisierten Ingwer, der aber weniger Geschmack hat als frischer.

Kokosmilch: Ist in Konserven erhältlich und wird aus püriertem Kokosfleisch und Kokosmilch hergestellt. Wird für Currygerichte und Suppen verwendet.

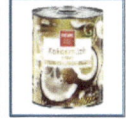

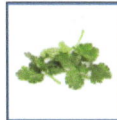

Koriandergrün: Die frischen Blätter haben einen scharfen und leicht bitteren Geschmack. Sie werden kurz vor dem Servieren von Suppen und anderen Gerichten über das Essen gestreut.

Kurkuma: Die Kurkumawurzel gibt es frisch oder getrocknet und gemahlen als Pulver. Als Gewürzpulver findet es häufiger Verwendung als in frischer Form. Das Gewürz hat eine intensive gelbe Farbe und verleiht Gerichten ein mildes, aber markantes Aroma.

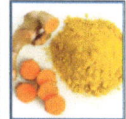

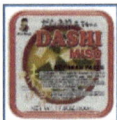

Misopaste (Bohnenpaste): Stammt aus Japan und ist aus fermentierten Sojabohnen und Reis hergestellt. Rote Misopaste hat einen kräftigen Geschmack und weiße ein eher süßlichen. Sie eignet sich zum Würzen von Reis, Marinaden, Saucen und natürlich für die Misosuppe.

Mu-Err-Pilze (getrocknete): Sie haben eine braune Farbe und äußerst mildes Aroma. Sie werden hauptsächlich in chinesischen Gerichten verwendet und im Handel getrocknet angeboten. Vor der Verwendung werden sie in Wasser eingeweicht.

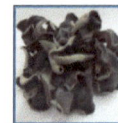

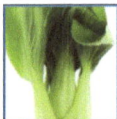

Pak-Choi: Ist mittlerweile frisch in jedem Asienshop erhältlich. Er hat einen weißen Stiel und große grüne Blätter. Er ist sehr vitaminreich und in der asiatischen Küche populär. Beim Kochen kann er auch durch Mangold ersetzt werden.

Reisessig: Hat einen mild-säuerlichen Geschmack und eignet sich zum Würzen von süßsauren oder sauerscharfen Gerichten. Chinesischer Reisessig ist meist kräftig und hat eine dunklere Farbe und ein kräftiges Aroma. Japanischer Reisessig dagegen ist farblos und süßlicher vom Aroma.

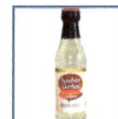

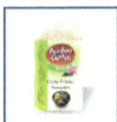

Reisnudeln: Sie werden aus Reismehl und Wasser hergestellt. Sie sind nahezu farblos und in der Regel dünner als z.B. Spaghetti. Sie sind eine gute Alternative zu Hartweizennudeln.

Reispapier: Wird getrocknet und in verschiedenen Formen (dreieckig oder rund) und Größen angeboten. Es ist weiß und sehr brüchig weshalb es vor der Verwendung eine Minute in warmes Wasser getaucht werden sollte. Es wird z.B. für vietnamesische Frühlingsrollen verwendet.

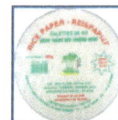

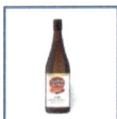

Reiswein: Er hat eine goldbraune bis mittelbraune Farbe, ist kräftig süßlich und hat ein leicht rauchiges Aroma. Er wird zum Kochen verwendet oder leicht aufgewärmt getrunken. Japanischer Reiswein (Sake) wird ebenfalls leicht erwärmt getrunken und zum Essen gereicht.

Sauerkohl: (Pak Choi: eingelegter, chinesischer Sauerkohl) ist auch unter Senfkohl bekannt. Dieser Kohl ist ebenfalls sauer und auch etwas salzig. Er passt ideal zu Fisch, Tofu der Hähnchen. Findet Verwendung in Suppen und auch in Pfannengerichten.

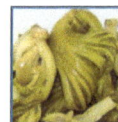

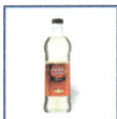

Seasamöl: Hat eine dunkelbraune Farbe und ein intensiv nussiges Aroma. Es wird zumeist aus gerösteten Sesamkörnern hergestellt. Die Variante aus ungerösteten Sesamkörnern hat eine hellere Farbe. Es wird zum Braten, Frittieren und für Salate verwendet.

Shiitakepilze (getrocknete): Sie finden in ganz Asien Verwendung in der Küche. Sie sehen ähnlich wie Champignons aus, sind aber aromatischer. Manchmal werden sie auch frisch angeboten. Häufiger ist jedoch die getrocknete Variante, die vor der Zubereitung eingeweicht werden muss.

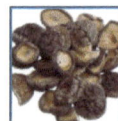

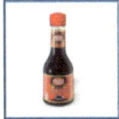

Sojasauce: Sie wird aus fermentierten Sojabohnen hergestellt und ist ein universell verwendbares Würzmittel in der asiatischen Küche. Helle Sojasauce ist dünnflüssiger und leicht salzig während die dunkle Sojasauce dickflüssiger ist. Die dunkle Variante hat ein leicht süßliches Aroma.

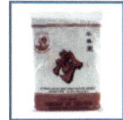

Tapiokamehl: Es wird aus der Wurzelknolle des Manioks gewonnen und ist in der asiatischen Küche ein ideales Bindemittel für klare Suppen und Saucen.

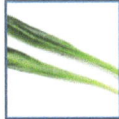

Thai-Basilikum: Es hat recht dunkle leicht purpurfarbene Stiele und dunkelgrüne, relativ kleine Blätter. Thai-Basilikum hat ein anisartig bis pfefferminzartiges Aroma.

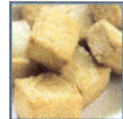

Tofu (Schwammtofu): Er hat einen geringeren Wassergehalt als Seidentofu und eine schwammartige Struktur und eine ähnliche Festigkeit wie frisches Fleisch.

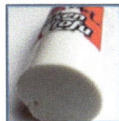

Tofu (Silkentofu): Der sogenannte Seidentofu hat einen sehr hohen Wassergehalt und eine Konsistenz, die der von Pudding ähnlich ist.

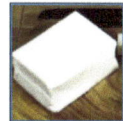

Tofu: Er wird aus Sojabohnen hergestellt und ist als pflanzliche Eiweißquelle für eine gesunde Ernährung besonders geschätzt. In Asien zählt Tofu zu den Grundnahrungsmitteln. Er eignet sich zum Kochen in Suppen und zum Braten und sogar für Süßspeisen.

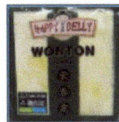

Wan-Tan-Blätter: Das sind quadratische oder runde Plättchen, die meist tiefgekühlt im Asienshop erhältlich sind. Beim Auftauen ist darauf zu achten, dass sie nicht austrocknen. Sie eignen sich sowohl zum Dämpfen als auch zum Frittieren.

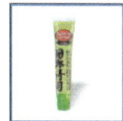

Wasabi-Paste: Sie ist ein Grundgewürz der japanischen Küche, passt aber gut auch zu andern asiatischen Gerichten. Sie wird als grüne Paste und als Pulver zum Anrühren angeboten. Als Würzpaste wird sie z.B. für Sushi verwendet.

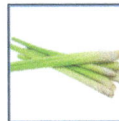

Zitronengras: Es gibt z. B. Fischgerichten einen frischen und leicht herben Geschmack und lässt sich gut mit Ingwer kombinieren. Der Stiel sollte vor der Verwendung beim Kochen zerquetscht oder kleingehackt werden, damit das Aroma entweichen kann.

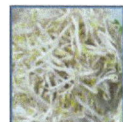

Sojasprossen: Sie ähneln in Aussehen und Geschmack den Mungobohnenkeimen. Sie sind in der Regel ganzjährig frisch im Asienshop erhältlich. Sie sind äußerst vitaminreich und werden roh, gekocht oder gebraten verzehrt.

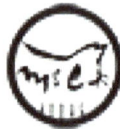

Impressum

© 2015 by M&E Books Verlag

Inh. Vu Dinh

Thywissenstr. 2

51065 Köln

info@me-books.de

www.me-books.de

Alle Rechte vorbehalten.

ISBN-10: 0994853327

ISBN-13: 978-0-9948533-2-5

Images by rakratchada torsap at FreeDigitalPhotos.net

www.ingramcontent.com/pod-product-compliance
Lightning Source LLC
Chambersburg PA
CBHW060858270326
41935CB00003B/19